妇科病药粥良方

主　编
蔡志军　蔡金波

副主编
蔡志滨　李　丛　蔡志辉

编著者
施小霞　江水兰　曾东树　黄民华　王东刚
韩新春　陆中华　王　静　杨应发　吴文姬
于　霞　眭艳萍　吴前禄　邓长财　王　红
林炫君　刘　静　张选贤　李文峰　蔡志军
蔡志滨　蔡金波　李丛

金盾出版社

图书在版编目(CIP)数据

妇科病药粥良方/蔡志军,蔡金波主编．—北京 ：金盾出版社,2016.4(2017.6 重印)

ISBN 978-7-5186-0745-7

Ⅰ.①妇… Ⅱ.①蔡…②蔡… Ⅲ.①妇科病－粥－食物疗法 Ⅳ.①R247.1②TS972.137

中国版本图书馆 CIP 数据核字(2016)第 006227 号

金盾出版社出版、总发行

北京太平路 5 号(地铁万寿路站往南)

邮政编码:100036 电话:68214039 83219215

传真:68276683 网址:www.jdcbs.cn

北京军迪有限责任公司印刷、装订

各地新华书店经销

开本:850×1168 1/32 印张:8.625 字数:179 千字

2017 年 6 月第 1 版第 2 次印刷

印数:4 001～7 000 册 定价:26.00 元

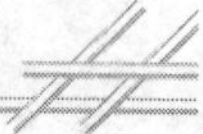

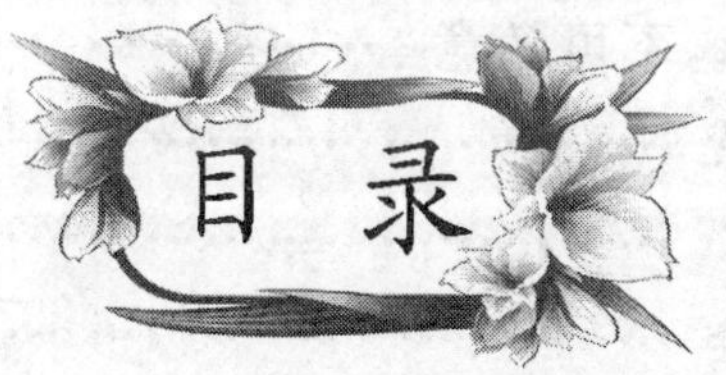
目 录

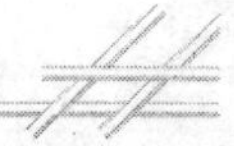

一、概 述

（一）药粥疗法的适用范围

清代黄云鹄在《粥谱》中说，药粥“一省费，二味全，三津润，四利膈，五易消化”。由于各种药粥均能够补益脾胃，顾护中州。使补者，补而不峻；滋者，滋而不腻；温者，温而不燥；攻者，伐而不伤。加上药粥与汤剂相似，易于消化吸收，起效迅速。因此，将药粥广泛用于妇女养生、治疗、预防保健及病后调理。它的实用价值也已为中西医界人士所公认。

1.养生保健

粥古称糜。厚粥叫糜，稀的才叫粥。人们喜爱食粥，粥品名目繁多，不但有粳米、糯米、小米、玉米所煮的粥，还有杂合各种果蔬、肉料煮成的粥，各有不同的养生保健功用。《本草纲目拾遗·卷八·诸谷部》：“米油此乃滚粥锅内煎起沫酽，滑如膏者是也。其力能实毛窍，最肥人。用大锅能煮五升米以上者，其油良。越医全丹云：黑瘦者食之，百日即肥白，以其滋阴之功，胜于熟地也。每日能撇出一碗，淡服最佳。若近人以熟粥绞汁为粥油，未免力薄矣。味甘性平，滋阴长力，肥五脏百窍，利小便通淋。”

古人提倡寒冬早晨吃芋头粥、红枣粥、狗肉粥、鸡肉粥，食后浑身暖和，精力充沛。盛夏傍晚吃绿豆粥、莲子粥、山楂粥、藕粥，有清凉滋润、补充养分的作用。古代粥品尚有蜂蜜粥、百合粥、枸杞粥等，最宜年老体弱之女性食用。

2.预防疾病

中医学认为："男人以肾为主，女人以血为主。"女性气血调和，内分泌就正常，身体就健康。否则，就会在青春期、生育期、更年期出现很多问题，如痛经、月经不调、内分泌失调、青春痘、黄褐斑、慢性盆腔炎、附件炎、白带异常、不孕症、更年期提前等，严重的将造成终身的遗憾。在日常生活中，特别是月经期及其前后，利用食物的偏性来改善体质，有助于预防痛经，如可多吃一些温性的药粥；行经前要避免吃生冷及辛热药粥，否则会造成血络不畅的现象，加重疼痛。

3.治疗疾病

女性乃阴柔之体、以血为本，有不耐攻伐的特点，"美味糜粥"与之极为适宜，美味糜粥实在是调治妇科疾病的蹊径、良法。

《随息居饮食谱》说得好："粥饭为世间第一补人之物，故贫人患虚证，以浓米饮代参汤。"

明代《普济方》说："治粥为身命之源，饮膳可代药之半。"李时珍亦说："古方有药物、粳、粟、粱米作粥，治病甚多。"药粥完全能够在一定意义上代替药疗。例如，痛经病人应食山楂红枣生姜粥、当归生姜羊肉粥、山楂葵子红糖粥、姜艾薏苡仁粥等。又如，子宫脱垂，本病相当于中医学"阴挺下脱""子肠

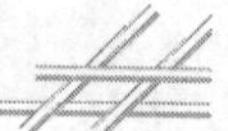

不收”“产肠不收”等范畴。其病是因平时脾虚气弱，产时胞络受伤，产后将息失宜，正气未复，过量负重劳动，中气不足，下陷为患；或因素体肾亏，又加早婚多产，肾气亏损，冲任不固。

清代《饮食辨录·卷二》：“金樱子粥 先用金樱子煮浓汁，布巾滤去渣，入米煮粥。主……妇人产后子宫不收。”肾虚，临床表现为子宫下脱、腰酸、腿软，小腹下坠、小便频数、夜间尤甚，头晕耳鸣，舌质淡，苔白，脉沉弱。用芡实淮山粥，即取芡实粉20克，怀山药20克，核桃仁粉30克，红枣肉10枚，粳米100克，同煮粥，加白糖适量服用。又如，经期感冒调治可选用米淡粥、生姜粥、拨粥、芦根饮子、三和饮子、藿香粥、薄荷粥、桑叶粥、香薷粥、荆芥粥、防风粥、竹叶粥、胡椒粥、葱粥、神仙粥等。若气充血旺，气顺血和，则经行通畅无阻，自然无疼痛之患。若血气虚少、肝肾亏虚、寒邪凝滞、气滞血瘀，导致经行滞涩不畅、不通则痛也。因此，对痛经在辨证论治的同时，辅以药粥调养，可收事半功倍之效。药粥食疗治痛经可选用归蛋益母粥、姜红糖粥、姜桂良姜粥、参芪阿胶粥等。

药粥用于治疗妇科疾病，不但治疗病种繁多，而且疗效显著。但是，强食亦能致病伤身。患痰饮者不宜啜粥。痧胀霍乱者虽米物不可入口，以其性补，能闭塞隧络。善治感冒外寒里热证的石膏粥在妇女经期则不能食用，以免造成不良后果。

4.病后调理

胡滢《卫生易简方》及吴谦等《医宗金鉴·伤寒心法要诀》均云“新愈之后，脏腑气血皆不足，营卫未通，肠胃未和，惟宜白粥自养”。粥能用于临床，亦能用于病后调理。如《寿世青编·病后调理服食法·气门》就记载：“莱菔子粥治气喘。用莱菔子，即萝卜子三合，煮粥食。”

《圣济总录·卷第一百八十八·食治门·食治伤寒病后诸病》也记述：“治伤寒后，脾胃虚冷，呕吐不下食，豆蔻粥方：肉豆蔻去壳，一枚，另作末；粳米净洗，二合，上二味，先将粳米如常煮作稀粥，熟后下肉豆蔻末，搅匀顿服。”

5.产后调理

产褥期是指从分娩结束至产妇全身各系统（乳房除外）恢复到非妊娠状态下所经历的一段时间，需6～8周。做好产褥期的护理和保健，对减少产妇和新生儿患病率和死亡率有着重大意义。若产后恶露不净用坤草粥、桃仁山楂猪肝粥、莲藕桃仁粥等。产后缺乳可用通草猪蹄粥、二瓜鲢鱼粥、土瓜根通草漏芦猪蹄粥、山甲通乳粥、羊肉猪蹄粥、芪肝带鱼粥、花生仁猪蹄粥、花生黄豆猪蹄粥、姜醋木瓜粥、带鱼粥、穿山甲猪蹄粥、逍遥猪蹄粥、橙酒佛手粥等。

6.美颜瘦身

爱美之心，人皆有之，古今皆然，惟女性为甚。花季少女，新潮佳丽更是崇尚美颜瘦身。以粥瘦身美容的记载亦不少。

《本草纲目·卷十二·肉苁蓉》：“补益劳伤，精败面黑，用肉苁蓉四两，水煮令烂，薄切细研，精羊肉分为四度，下五味，以米煮粥空心食。”治面部色黑。

《粥谱》：“发菜粥，治瘿，利大小肠，除结，乌人发。”治须发早白，或枯黄无光泽。

粥为人间第一食，只要方法得当，可以制作得色、香、味俱全，尤其是在炎热的夏季和干燥的秋季，经常吃粥对养颜护肤

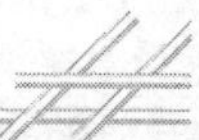

极有益处，香粥会带你进入美艳的世界和亮丽仙境。

总之，药粥不但可以用于防治疾病，病中及病后调理，而且可用于日常养生，适用范围极广泛。粥，不仅在养生方面功用独到，在美容方面也有其独门秘诀。喝粥使肠胃得到滋养，却不会增加消化系统的负担，也不会导致肥胖。晚间喝粥，还能帮助睡眠，与喝牛奶有异曲同工之妙。再加上粥中所添加的各种食物，可以全面满足人体对其他营养的需求。营养健康的进食，是最天然的美容药方。

（二）妇科应用药粥之优点

药粥用于妇科，不但补益脾胃，顾护中州；易于消化，尤宜；制作简便，比药可口；粥料不杂，忌味苦涩之优点，而且简、便、验、廉。现简介如下。

1.制作简单

药粥疗法用于妇科，所用的基质为禾本科作物的种仁，均是人们赖以生存的粮食。家家一日三餐，无时不备。所用果蔬也为家居常用，即使烹粥，应用一二味中草药，也为常用药品，容易操办，取材便利。

白粥、果蔬粥乃村姑野老，家庭主妇所稔熟。至于药粥，仅取中草药水煎取汁代水煮粥，或仅取中草药研末，在粥半熟或临熟时加入，再煮至熟或再煎数沸，或调入粥中食；或将果、菜、肉等（或某些易得的中草药）与米同煮粥即成。在烹粥的过程中还可以据病、据证、据人，加入适当的调味品（如盐、糖、蜜等)，以使食药不苦，便于畏惧服药之女性服食。当然，有些中草药味过于苦涩，亦可用胶囊装好，用粥送服，亦有药粥疗法之妙。

女性有经、带、胎、产之累，故妇科所用药粥，用料一般单纯而不繁杂，很少由四五味中药(或食物)组成。《内经》指出，“间者并行，甚者独行”，凡病情较急，见证单纯，用药就不要过多、过杂，以免药物间互相牵制，影响疗效。粥料不杂，也便于观察治疗效果。

粥料不杂力专用宏。各种药粥，用料力求简单，必须精当，以免相互牵制，影响疗效。古人说“食不欲杂”也是这个意思。白粥，食品粥、饮等均如此。

2.服食方便

药粥疗法，寓医于食，无苦涩的味道，服用方便，乐于服食。药粥制作简便，在自己家中就可以进行治疗，省却往返医院打针取药的劳累。而且药粥具有中药汤剂的特点，用料加减方便，变化容易，有利于使粥的功用与病情变化相适应，做到与病丝丝入扣，故与应用汤剂一样方便。

3.确有效验

清代曹慈山《老老恒言·慎药》说：“病中食粥……清热利水，能使五脏安和，确有效验。”若气充血旺，气顺血和，则经行通畅无阻，自然无疼痛之患。若血气虚少、肝肾亏虚、寒邪凝滞、气滞血瘀，导致经行滞涩不畅，不通则痛也。因此，对痛经在辨证论治的同时，辅以药粥调养，可收事半功倍之效。例如，归蛋益母粥、山楂红枣生姜粥、当归生姜羊肉粥、山楂桂枝

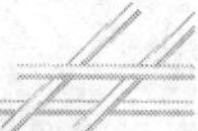

红糖粥、艾叶粥等药粥食疗治痛经均有良好的止痛作用。

药粥治疗产后乳汁少效果很好。明代《妇人大全良方》："予妇食素，产后七日，乳脉不行，服药无效。偶得赤小豆一升，煮粥食之，当夜遂行。"可以说疗效十分显著。

4.耗资不多

粥虽然可以用豆类煮成豆粥，用怀山药煮成薯蓣粥，用薏苡仁煮成薏苡仁粥，但是粥一般还是用禾本科植物的种仁作基质。由于粳米、籼米、糯米、小麦、怀山药、薏苡仁、豆类等均为日常食品，药粥采用的药物一般也只不过是普通常用中草药，不少还可以自采自用，所以费用自然低廉。

（三）妇科病药粥的运用特点

药粥用于妇女效果十分显著，具有不少长处。然而要达到预期的目的，喝药粥要以中医理论为依据，根据不同人的体质、症状、健康等情况，合理选择。

1.慎用金石，忌味苦涩

金石药品，性多燥烈，重坠，妇科药粥方剂避免用金石药物，以免克伐正气。"磁石粥""三石水煮粥法""凝石脂粥"等粥，妇科一般慎用。总之，妇科所用药粥多用食物与禾本科作物和种仁同煮成，即使其中应用了一二味中药，也多是作用缓和，性味甘平者。绝不用剧毒药品。

由于女性有经、带、胎、产之累，不能受苦涩味的刺激，而喜食甜味，所以女性所用药粥的原料多采用甘甜或清淡的，少用辛辣的，忌用苦涩味过重的。在粥烹成后，还可以相继加入食糖（常用红糖）、蜂蜜等调味。对于极少数味苦涩，但病情必须应用的中草药，可以用粥兑服或者研末装入胶囊，以粥送服。喝长时间煮沸的火锅汤对人体健康也是无益的。这样的火锅汤虽然味道鲜美，但其中盐类成分会不断浓缩，里面也包括亚硝酸盐类，是对人体有害的物质。另外，汤水中一些固有的金属离子及盐类，会络合食物中的蛋白质而产生大分子的络合物，即使喝到体内，也很难被胃肠吸收。

为了避免不良反应的发生，首先要做到药证相符。古书《医述》中讲："凡医人用药，须先认证，认证须先审脉。审脉明，斯认证真；认证真，斯用药当。"诊断不明，药证不符，"热证"用"热药"，"寒证"用"寒药"，无异于火上加油，加重病情。药粥对疾病的预防、治疗有重要作用，甚至对某些疾病的防治效果还优于药疗，药粥完全能够在一定意义上代替药疗。然而，药粥并非"救生神丹""万病皆治"。

2.药食结合，勿忘药治

明代《普济方》指出："安生之本，必资于食；救疾之速，必凭于药。不知食宜，不足以存身；不明药者，不足以除病。"所以，在应用药粥的同时，绝不排斥药治。其实，在药粥组方中，就有加入中药而成的"药粥"。米与药同用，作用较以蔬菜果瓜肉鱼为原料的食品粥强。由于"救疾之速，必凭于药……不明药者，不足以除病"。在病情危急的情况下，必须先采取或同时采取抢救措施。例如，高热惊厥，中暑昏迷，泄泻重度脱水，肺炎并心力衰竭、呼吸衰竭，中毒性菌痢，急腹症，食物中

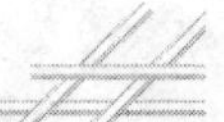

毒等在病情未得到有效控制之前，绝不能单纯执守药粥疗法，而应及时送医院抢救。待病情控制后，用药粥调理，作为危重急症的一种辅助疗法，以提高疗效。

3.以“血”为本，补“血”为先

女性乃阴柔之体，以“血”为本。因为女性的月经、胎孕、产育及哺乳等生理特点皆易耗损血液，所以女性机体相对地容易处于血分不足的状态。正如《灵枢·五音五味篇》说：“妇女之生，有余于气，不足于血，以其数脱血也。”所以，女性养生保健首先应重视保养气血。血足才能使面色红润靓丽、经血正常、精神旺盛。若不善于养血，就容易出现面色萎黄无华、唇甲苍白、头晕眼花、倦怠乏力、发枯肢麻、经血量少、经期延迟、舌淡脉细等。严重贫血时，还容易出现皱纹早生、华发早白、更年期提前等早衰状况。血虚的症状，主要是面色萎黄，嘴唇及指甲苍白，并有头晕、耳鸣、心慌、健忘、失眠等。在食用补血粥时，如遇有血虚兼气虚的，可配合服食补气粥，或交替应用，也可与补阴粥合用，或轮换服食。

中医学认为：气属阳，血属阴。补血药也含有滋阴作用，补阴药也具有养血效果，如糯米阿胶粥、枸杞羊肾粥、桑仁粥、人乳粥、酥蜜粥等虽属补血粥，可借以养阴。同样的道理，补阴药粥如小麦粥、脊肉粥等，也能用以养血。因此，阴虚的病人有时也可选用补血粥，血虚的病人也可服食养阴药粥。应当注意的是，补血粥性质偏于黏腻，凡平素体肥多痰，胸闷腹胀，或食少便溏的女性，应少食，实在要吃，则应该与健胃粥合用，以免影响食欲。患者血虚表现比较严重或患有月经不调及其他慢性消耗性疾病的女性，除重视慢性病的及时治疗和食粥补养外，平时还应重视药粥补养。常用于补养气血的药物主要有黄芪、人参、党参、当归、白芍、熟地黄、丹参、何首乌、鸡血藤、枸杞子、阿胶、红枣、龙眼肉、乌鸡等。可亦用人参、党参、当归、枸杞子、黄芪、红枣等药食两用品，配制成各种药粥。常用补血的药粥有红枣粥、乌鸡肝粥、龙眼肉粥、鸡子粥、鸡汁粥、菠菜猪肝粥、桑椹粥、猪肝粥、芝麻红枣粥、阿胶粥、雌鸡粥、米饮蜜蛋花、米油等。此外，还可服用有补血作用的各种西药进行调治。

另外，要注意重视日常食物的饮食调养。例如，豆制品、动物肝肾脏、动物血、鱼、虾、鸡肉、蛋类、红枣、红糖、黑木耳、桑椹、花生(带红皮生吃更好)、黑芝麻、核桃仁，以及各种新鲜蔬菜和水果等。这些食物均富含“造血原料”，特别是富含优质蛋白质、必需微量元素(尤其是铁元素)、叶酸和维生素 B_{12}，在平时就要适当多吃以这些食物为原料的粥。

4.脾为后天，必须固护

脾主运化，主统血，性喜燥恶湿，主升清，又为气血生化之源，后天之本，必须固护。对内科病人如此，对儿科病人也如此，对妇科病人同样如此。例如，脾的功能失常可致多种月经病。脾胃为后天之本，为气血生化之源。故脾的病变主要表现为食物的消化吸收，水液代谢和统血方面的障碍。

(1)脾气不足：饮食失节，思虑劳倦，或久病伤气，均可导致脾气不足。脾气虚弱，运化无力，精微不布，机体失养，临床常见经行食欲不振、经行胃脘胀满、经行自汗、经行倦怠、经行腹泻等。若脾虚日久，中气不足，升举无力，可致脾气下陷的病变。脾虚气陷，清阳不升，下固无权，在临床上除有一般脾

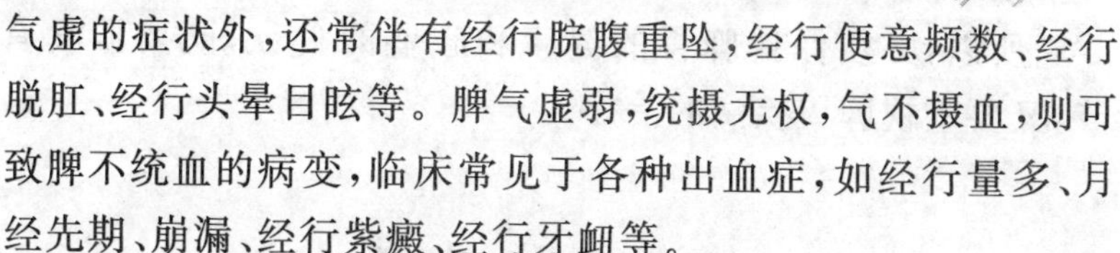

气虚的症状外，还常伴有经行脘腹重坠，经行便意频数、经行脱肛、经行头晕目眩等。脾气虚弱，统摄无权，气不摄血，则可致脾不统血的病变，临床常见于各种出血症，如经行量多、月经先期、崩漏、经行紫癜、经行牙衄等。

(2)脾阳虚衰：脾气久虚，累及脾阳，或过食生冷，过服寒凉药物，损伤脾阳，则可导致脾阳虚衰为病。脾阳虚衰，运化无力，寒湿内盛，失于温煦，临床常见经行胃脘冷痛、经行形寒肢冷、经行呕吐清水、经行大便溏泄、经行四肢水肿等。

(3)寒湿困脾：贪凉饮冷，寒湿内停中焦，或涉水淋雨，居处潮湿，寒湿内侵于脾；或素体湿盛，脾阳被困，均可导致寒湿困脾的病变。寒湿困脾，阻遏气机，损伤脾阳，运化无力。临床常见经行脘腹痞闷、经行泛恶欲吐、经行腹痛便溏、经行头重身困、经行肢面水肿等。

(4)湿热蕴脾：外感湿热之邪侵犯中焦，或过食肥甘辛辣，湿热内生，均可导致湿热蕴脾的病变。湿热蕴脾，气机不畅，运化失职，升降失常。临床常见经行脘腹胀满痞闷、经行身热烦躁、经行呕恶厌食、经行便溏不爽、经行肢体沉困等。由于脾主肌肉、四肢，开窍于口，其华在唇，足太阴脾经循行足大趾、下肢内侧、腹里、舌根等处，所以凡经行四肢痿弱不用、腹胀、身体困重、舌本强、口舌生疮糜烂、唇肿唇裂，或唇色萎淡、下肢内侧肿痛或厥冷、足大趾运动障碍等，常与脾的病变有关。又由于脾司运化，主统血，主升清，为气血生化之源，喜燥恶湿，故此凡经行泄泻、经行水肿、经行厌食、经量过多或崩漏及鼻、肌、牙出血等，也多责之于脾。

脾之为病有虚有实，虚证多由阳虚、气虚所致，实证多由寒湿、湿热所致。

所以,必须保持脾胃的健康和旺盛的食欲,既要饮食有节,又要重视脾胃疾病的治疗。

(四)注意事项

1.辨证施粥 三因制宜

辨证论治是中医两大特点之一,是中医学的精华。使用药物治疗需要辨证论治,使用食物治疗也需要辨证论治。“天人合一”“天人相应”是中医传统理论,特别重视“三因制宜”。应用药粥治疗疾病同样如此。所谓辨证论治,就是应用中医的诊断方法,在中医基本理论指导下,对病人复杂的症状进行分析综合,判断为某种性质的证,进而根据中医的治疗原则,确定治疗方法。为了避免药物不良反应的发生,首先要做到药证相符。古书《医述》中讲:“凡医人用药,须先认证,认证须先审脉。审脉明,斯认证真;认证真,斯用药当。”诊断不明,药证不符,“热证”用“热药”,“寒证”用“寒药”,无异于火上加油,加重病情。如补阴药粥类,是用于治疗阴虚病症的食疗方,具有滋养五脏、润肺补阴的作用,适用于阴虚、液亏、津乏的病证。凡肺阴虚的干咳,咯血,虚热烦渴胃阴虚的舌绛,唇红,津少口渴,胃中嘈杂;肝肾阴虚的眩晕目暗,五心烦热,以及心阴虚者所出现的自汗,盗汗等证,均可选用相应的补阴类药粥。如心阴虚之女性服食甘蔗粥,肾阴不足之女性可服山茱萸粥等。由于补阴粥多半属滋腻之品,凡见有胸闷、食少、便泻、舌苔厚腻的病人,不应先选用。补阳药粥类,是用于治疗阳虚病

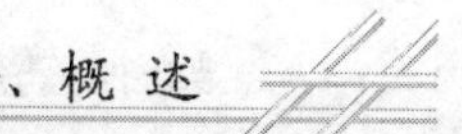

症的药粥方。大多具有温肾壮阳，补精髓，强筋骨的功效。适用于腰膝酸痛，腿脚软弱，四肢欠温，畏寒怕冷，阳痿，早泄，遗精，小便频数或清长，遗尿或溺后余沥等症。在中医补阳药中，虽分别具有助肾阳、补心阳、温脾阳的不同，但中医学认为，“肾为先天之本”，因此补阳药主要用于温补肾阳。本书所选补阳药粥如羊骨粥、韭菜粥、菟丝粥、苁蓉羊肉粥，鹿角胶粥等，均是补益肾阳的食治方。如肾阳充盛，则全身阳虚症状也可随之好转。由于补阳粥类大多属温燥之品，凡有阴虚火旺，或发热的病人应当忌用，如“陈茗粥”，又名茶叶粥、陈茶叶粥、茗粥。功能清头目，除烦渴，化痰，消食，利尿。《本草纲目》记载：“茶苦而寒，阴中之阴，沉也，降也，最能降火，火为百病，火降则上清矣……又兼解酒食之毒，使人神清气爽，不昏不睡，此茶之功也。”是很好的粥剂，《本草纲目》记载，“然火有五火，有虚有实。”如果不按辨证论治的原则，妄食也会产生不良后果。例如，《名医类案·产后》载：“一妇人产后，日食茶粥二十余碗。一月后遍身冰冷数块，人以指按其处，即冷从指下，上应至心。如是者两年，诸治不效。”茶粥，西晋时期已是洛阳市民的日常粥品。《保生集要》说它有“化痰消食”作用。该产妇在分娩过程中必耗阳气，所以造成遍身冰冷数块，2 年不愈。茶粥尚且如此，如果是干姜粥、川乌粥、石膏粥，危害就更大。

烹制药粥是应讲科学的，要有针对性，针对不同疾病、疾病的不同阶段，采用不同的药粥，辨证施粥。首先要因证施粥，因为中医讲究辨证施治，因此药粥的应用也应在辨证的基础上选料，只有这样才能发挥药粥的保健作用。

辨证施治最主要的一点，就是要三因制宜。三因制宜，包括因时制宜、因地制宜和因人制宜。这也是治疗疾病必须遵循的一个基本原则。

在治病用药上要因人而异，选择用药千差万别。人们发现虽然不同的人得的是一样的病，但是药方却要根据每个病人性别、年龄、体质的不同而变化。根据病人的年龄、性别、体质等不同特点来制订适宜的治法与方药，这种原则称为"因人制宜"。年龄不同，生理功能及病变特点亦不同。小儿生机旺盛，但脏腑娇嫩，气血未充，易寒易热、易虚易实，治疗忌用峻剂，药量宜轻。青壮年，正气旺盛，体质强健，病变多表现为实证，可侧重攻邪泻实，药量亦可稍重。老年人脏腑气血已衰，从而呈现出多病性，易表现出虚证或虚中夹实，因而治疗中应注意扶正补虚或祛邪勿伤正。男女性别不同，各有其生理、病理特点，治疗用药亦各不相同。妇女有经带胎产等特殊情况，应分别予以考虑。而男子有精室疾患及性功能障碍等特有病证。体质有强弱，禀赋有差异。素体阳旺者当慎用温热药，素体阴盛者当慎用寒凉药。体力劳动者多健壮，病多适于攻邪或攻多补少；脑力劳动者多娇弱，病多宜于扶正或攻少补多；性情抑郁者多患肝气郁结，气机不畅之证，治宜疏肝理气解郁；性情亢奋者多患肝气升发太过之证，治宜平肝泄肝，镇肝潜阳等。

2.用药谨慎 不可随意

药粥因米与药同用，更应讲求用药精当。唐代·孙思邈指出："药性刚烈，犹若御兵。兵之猛暴，岂容妄发，发用乖宜，损伤处众；药之投疾，殃滥亦然。"告诫人们"用药如用兵"，应当谨慎。尤其是娇柔女性更不耐药物的攻伐，用药讲求精当，尤其重要。

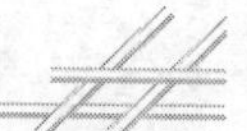

一般来讲，良好的安全性是中药的优点之一。中药材都是天然药品，但还是有不良反应，可以说没有一种中药无不良反应。“神农尝百草，一日而遇七十毒”，古代人们在寻找和识别食物的过程中，误食了一些有毒的草药，在毒性反应后，却治好了某些病痛，这样就发现了中药。毒性是中药的一种基本属性，但毒性不等于毒药，关键在于如何正确应用。

药粥不是一般的营养食品，更不是简单的中药和食物相加，药粥为中医食疗性膳食的一个重要组成部分，靠的是药借食味、食助药性，变“良药苦口”为“良药可口”，药粥不可随意吃。中医学历来认为“药补不如食补”，并强调“是药三分毒”。在《饮膳正要》《伤寒杂病论》《千金方·食治篇》等典籍中，收藏了大量的食疗方，并以中药“四气五味”“性味归经”理论来指导人们正确地进行食疗。

入选药粥的中药必须具备以下特点：一是原料中药或经制作、烹饪的中药应无毒性，如党参、人参、枸杞子、白附片等；二是原料中药或经制作、烹饪的中药可以咀嚼食下，如党参、山药、茯苓等；三是原料中药有较好的气味，比较适口，如甘松、砂仁、草果、肉桂、小茴香等。此外，还应注意各种药粥之间的相互关系。

能够用于药粥的只是全部中药的一小部分。按中药功能分类看，主要分布于补虚药、温里药、化湿药和消食药中。至于药性猛烈、有毒的中药，绝不能“混入”药粥谱。否则，就会像文中开头提到的王女士，非但没有治病延寿、保健强身，反而差点儿酿成大祸。

各种药粥，用料力求简单，必须精当，以免相互牵制，影响疗效。古人说“食不欲杂”也是这个意思。白粥，食品粥、饮等如此，药粥因米与药同用，更应讲求用药精当。女性脏腑娇嫩，不耐药物的攻伐。用药讲求精当，尤其重要。目前一些粥料中被添加了中草药，少的三五味，多的甚至超过了20味。虽然我国有药食同源的传统，但经国家卫生部审核批准的可用于食品的中草药仅有87种，有很多能够调味的中药并不在其中。也就是说，很多加入粥底的中草药并未经过科学的论证，这就免不了食源性疾患的发生。要注意“中病即止”，不可长期服用。有些中药毒性小，但长期服用，可蓄积中毒。为了避免中药不良反应的发生，不但要全面掌握中药的性味、功能、用法用量、毒性、配伍宜忌等方面的基本知识，还要熟悉中药现代药理知识，了解每味中药的主要成分、体内代谢、不良反应等。作为患者，一般不要擅自用中草药，一定要在医生指导下购药。

药物具有治疗作用和不良反应两重性，利用前者、避免后者是选药组方的基本原则。后者就是用药禁忌的问题，包括配伍禁忌、妊娠禁忌等内容。特别是妊娠禁忌某些中药，因为其对胎儿有损害作用，根据药物对胎儿损害程度的不同，一般可分为禁用和慎用两类。禁用的大多含有毒性较强或药性峻烈的中药，如麝香、三棱、莪术、巴豆等；慎用的大多是含有一些活血行气、泻下导滞及大辛大热药物，如桃仁、红花、大黄、枳实、附子、干姜等。禁用的绝对不能用，慎用的可酌情使用，但应尽量避免，以防发生事故。

3.配伍禁忌

中药“七情”中的“相恶”和“相反”的配伍关系，均属用药禁忌。有关反药的内容，历代古籍中记载并不一致，被后世公

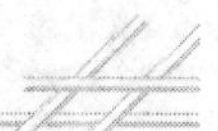

认并影响较大的是金元时期概括的“十九畏”和“十八反”。

十九畏：硫黄畏朴硝，水银畏砒霜，狼毒畏密陀僧，巴豆畏牵牛，丁香畏郁金，川乌、草乌畏犀角，牙硝畏三棱，官桂畏石脂，人参畏五灵脂。

十八反：甘草反甘遂、大戟、海藻、芫花；乌头反贝母、瓜蒌、半夏、白蔹、白及；藜芦反人参、沙参、丹参、玄参、细辛、芍药。

“十九畏”和“十八反”诸药，有部分同实际应用有些出入，历代医家也有所论及，并引古方为据，证明某些药物仍然可以合用。如感应丸中的巴豆与牵牛同用；甘遂半夏汤以甘草同甘遂并列；散肿溃坚汤、海藻玉壶汤等均合用甘草和海藻；十香返魂丹是将丁香、郁金同用；大活络丹乌头与犀角同用等。现代这方面的研究工作做得不多，有些实验研究初步表明，如甘草、甘遂两种药合用时，毒性的大小主要取决于甘草的用量比例，甘草的剂量若相等或大于甘遂，毒性较大。又如，贝母和半夏分别与乌头配伍，未见明显的增强毒性。而细辛配伍藜芦，则可导致实验动物中毒死亡。由于对“十九畏”和“十八反”的研究，还有待进一步做较深入的实验和观察，并研究其机制，因此目前应采取慎重态度。一般来说，对于其中一些药物，若无充分根据和应用经验，仍须避免盲目配合应用。

4.妊娠禁忌

某些药物具有损害胎元以致堕胎的不良反应，所以应该作为妊娠禁忌的药物。根据药物对于胎元损害程度的不同，一般可分为禁用与慎用两类。禁用的大多是毒性较强，或药性猛烈的药物，如巴豆、牵牛子、大戟、斑蝥、商陆、麝香、三棱、莪术、水蛭、虻虫等；慎用的包括通经去瘀、行气破滞，以及辛热等药物，如桃仁、红花、大黄、枳实、附子、干姜、肉桂等。关于孕期能否用半夏，自古以来争论颇多。现代医家对此从多方面进行研究。动物实验研究表明，半夏具有显著的胚胎毒性，引起全数流产的少，多数是部分流产或出现流产先兆。半夏的毒性影响多发在妊娠早期和前中期，后期影响较小。半夏无遗传毒性，生半夏汤剂与制半夏汤剂的胚胎毒性一致。目前，半夏有毒已成定论。妊娠早期，尤其有流产史者，尽量避之。如出现妊娠剧吐，又非半夏难以使呕吐平息者，则遵经旨“有故无殒，亦无殒也。”可适当配伍使用。

凡禁用的药物，绝对不能使用；慎用的药物，则可根据孕妇患病的情况，酌情使用。但没有特殊必要时，应尽量避免，以防发生事故。

（五）药粥分类

由于药粥数以千百计，故可按不同的标准进行分类，以执简驭繁方便应用。例如，按烹粥原料多少，可分为单味粥类和复方粥类；按药粥用料性质，可分为白粥类、食品粥类、果蔬粥类、药粥类、饮类等；按功效可分为内科类、外科类、妇科类、儿科类、补益类等；补益类又可分为：补阴类、补阳类、补气类、补血类等；根据用药粥的人群及对象可分类：老年类、中年类、青年类、少儿类等。

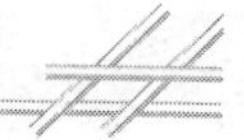

1.按药粥用料性质分类

可分为白粥类、食品粥类、果蔬粥类、药粥类、饮类等。

一般来说，白粥用于日常粥养，食品粥用于日常粥养、疾病过程中及病后调护。药粥多用于疾病的调理，以及防治疾病。慢性病及轻浅病证只需要用适当的药粥调治，无“病轻药重”的弊端，显得安全、有效。对于危重急证则应采用其他疗法，或辅以其他疗法，以免“病重药轻”，延误治疗。

白粥类，如粳米粥、糯米粥、籼米粥、大麦粥、小麦粥、粟米粥，用粳米、糯米、籼米、大麦、小麦、粟米等禾本科作物的种仁，加水烹制而成的药粥类。各种白粥虽然性味、功用有所不同，但均具有柔腻之性，滋养之功，能鼓舞胃气，滋生津液，利膈润肠，推陈致新之作用。同时，白粥是其他粥类的基质，据此可烹制出更多功用各异的粥品。

食品粥类，如海参粥、芥菜粥、荠菜粥、韭菜粥等，又名果蔬粥、蔬食粥，除用禾本科作物种仁作基质外，还用各种蔬菜瓜果、介蚌虫鱼、飞禽走兽等食物做原料，加水烹制而成的糜粥。由于此类粥已为复方，较之白粥营养更丰富，食味更多样，作用更广泛。食品果蔬粥因未加入中草药，故性味无大偏，作用较平和，是病羸者食养、食治之至品，对慢性病尤为有益；如能刻意组方，精心烹调更妙。

饮类，如白米饮、米油、杏仁饮、芦根饮子等，是各种药粥滤去渣后所得的粥汁，或专用禾本科作物的种仁（或怀山药等）所煮成汤汁，或在此基础上加一二味中药、食物所煮成的汤汁。饮是药粥的变法，与“汤”相类似，性较轻清，止渴、利小便作用较粥强，而且更易消化、吸收，对发热、腹泻等津液损耗较甚者尤其适宜。

其他粥类，如三宝粥、四仁鸡子粥、珠玉二宝粥、葛粉皮蛋粥等。是指不用禾本科作物种仁，而用其他食物作基质所烹成的一类糜粥，又称“无米糜粥”，如近代名医张锡纯以生怀山药研末代米，创制的薯蓣粥、珠玉二宝粥、薯蓣半夏粥等。以怀山药末代米烹粥，具有滋脾、补肺、固肾的作用。较禾本科作物种仁为基质仅补益脾胃，顾护中州所涉及的脏腑更多。

药粥类，如石膏粥、甘松粥、白果粥、乌梅粥等。在白粥或果品蔬菜粥类的基础上，加用了某些(常为一二味)中草药而烹成的糜粥。既可使药性刚烈之品作用变得稍平缓，避免不良反应，使药性平和之药作用增强，又因谷类种仁均能补养脾胃，顾护中州，而具药、食两治之妙。药粥是药食伍用的粥类，作用虽比药弱，但较食品粥强，而味道却比中草药汤剂好得多。尤其是与药食两宜的中药伍用，一般也稍有药味，在烹调时应注意调味，使药味减轻，甚至使药味消失，甘香可口。故除日常粥养外，还广泛用于急慢性疾病的防治，医用价值很大，应多加研究。

2.按功效分类

可分为带下病类、妊娠期疾病类、产后疾病类、杂病类、补养强身类、美容护肤瘦身类、其他类等。

补养强身类又可分为：补阴类、补阳类、补气类、补血类等。补气药粥，如人参粥、补虚正气粥、补中升阳粥、参芪补气粥、参芪胶艾粥、黄芪粥、黄芪当归羊肉红枣粥。补血药粥，如当归米粥、熟地粥、荔枝粥、阿胶粥、龙眼肉粥、小米龙眼粥、雌鸡粥、龙眼枣糖粥。或按功效分为调经类、止带类、种子类、安

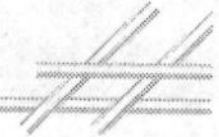

胎类、催乳类等。

调经类、如山楂益母红糖粥、牡丹皮绿茶粥、乌鸡参归龙眼粥、乌鸡黄芪当归茯苓粥、胡桃肉莲子粳米粥、鹿角霜桑寄生川断粥、芹菜牛肉粥、韭菜羊肝粥、豆豉生姜羊肉粥、山楂生姜狗肉红糖粥、当归肉桂甜酒粥、山楂生姜羊肉粥等。

总之，药粥分类可以指导辨证施粥。对药粥实行分类可以执简驭繁，其实用价值绝不可低估。

（六）药粥常用材料简介

1.常用米类选择

粥虽然可以用豆类煮成豆粥，用怀山药煮成薯蓣粥，但是粥一般还是用禾本科植物的种仁作基质。由于粳米、籼米、糯米、小麦等的性味功效有所不同，所煮的粥适用范围也有所不同。现将常用米类简介如下。

（1）粳米：人们习惯称为大米、稻米。粳米，为禾本科植物稻（粳稻）的种仁。约含75%以上的淀粉，8%左右的蛋白质，0.5%～1%的脂肪，还含有少量B族维生素。脂肪部分含有脂型胆甾醇和自由胆甾醇、菜油甾醇、豆甾醇、谷甾醇，甘油一、二、三脂，磷脂，自由脂肪酸。尚含有乙酸、延胡索、琥珀酸、甘醇酸、柠檬酸和苹果酸等多种有机酸，葡萄糖、果糖、麦芽糖等单糖。其性味甘平，中医学认为，粳米能补脾胃，益五脏，壮气力。如《本草经疏》说："粳米即人所常食米，为五谷之长，人相赖以为命者也。其味甘而淡，其性平无毒，虽专主脾胃，而五脏生气，血脉精髓，因之以充溢，周身筋骨肌肉皮肤，因之而强健。”《随息居饮食谱》说：“粳米甘平，宜煮粥食……粥饭为世间第一补人之物，强食亦能致病伤生。患者停饮者不宜啜粥。痧胀霍乱虽米物不可入口，以其性补，能闭塞隧络也。故贫人患虚证，以浓米饮代参汤。至病人、产妇粥养为宜，以其较籼为柔，而较糯不黏也。炒米虽香，性燥助火，非中寒便泻者忌之。又有一种香粳米，自然有香，亦名香珠米，煮粥时加入之，香美异常，尤能醒胃。凡煮粥宜用井泉水，则味更佳也。”最近，由广东省农业科学院培育出来的“黑优黏米”，是我国古老的名贵稻种，是一种类似黑珍珠似的黑米，其所含营养成分比上等优质白米丰富得多，为新型的保健食品，它具有滋补药用价值，含维生素 C 等 8 种以上的维生素，20 种以上的氨基酸和称为“生命的火花”的锌、铜、铁等微量元素，故又称长寿米、补血米、药米。入药用陈久多年者为佳，名陈仓谷米。用于止泻健胃、除烦止渴，则以陈久之谷米或用粳米炒黑入药。大米治病宜作粥食。米粥具有补脾、和胃、清肺功效，是老弱妇孺皆宜的饮食，尤其对病后脾胃虚弱或有烦热口渴的病人更为适宜。米汤有益气、养阴、润燥的功能，性味甘平，含有大量的烟酸，维生素 B_1、维生素 B_2 和磷、铁等无机盐（矿物质），还有一定含量的糖类（碳水化合物）和脂肪等营养素，有益于婴儿的发育和健康，能刺激胃液的分泌，有助于消化，并对脂肪的吸收有促进作用，亦能促使奶粉中的酪蛋白形成疏松而又柔软的小凝块，使之容易消化吸收。因此，用米汤冲奶粉或给婴儿作辅助饮食都是比较理想的。

(2)籼米：籼米又名南米、机米。稻米粒长，以上熟、中熟者为佳，晚熟者次之。亦为本科植物稻（籼稻）的种仁。所含成分与粳米类同，但含有较多糊精，故黏性较强，胀性较小。其性味甘温，功能养胃补脾，温中益气。《本草纲目》谓：籼米，温中益气，养胃补脾，除湿止泄。《本草蒙荃》记载："籼米，温中健脉，益卫养荣，长肌肤，调脏腑。"适用于脾胃虚弱而发生的反胃呃逆、虚烦口渴者及胃肠虚弱而时有泄泻，或时有小便不利者，宜经常食用。

(3)糯米：糯米又称江米、元米，是一种有黏性的稻米。为禾本科植物稻(糯稻)的种仁。每100克糯米含蛋白质6.7克，脂肪1.4克，碳水化合物76.3克，钙19毫克，磷155毫克，铁6.7毫克。此外，尚含维生素 B_1、维生素 B_2、烟酸等。成分同粳米，但含有多量糊精，故黏性最强，胀性小。其性黏，可蒸糕、煮粽、粥食。其性味甘温，中医学认为，能补中气、暖脾胃、缩小便、收自汗。《本经逢原》记载："糯米，益气补脾肺，但磨粉作稀糜，庶不黏滞，且利小便，以滋肺而气下行矣。若作糕，性难运化，病人莫食。"《本草纲目》说："糯稻，其性黏，可以酿酒，可以为粢，可以蒸糕，可以熬汤，可以炒食。"又道："糯性黏滞难化，病人最宜忌之。""脾肺虚寒者宜之。若素有痰热风病及脾病不能传输，食之最能发病成积"。糯米有上糯、中糯之分，米色还有红、白、黑及紫色之别。红糯又称血糯，入血分，长于补血；黑糯入肾，补肾之力更强，用其酿制的黑糯米酒长于补肾，更是酒中珍品。糯米对脾胃虚弱、食后不能健运、消化不良、自汗乏力、多小便等症宜用(糯米有缩小便作用，故可用于消渴、小便频数、夜尿多等)。例如，糯米红枣粥：糯米、红枣适量，用水煮粥食用；治胃寒痛和胃及十二指肠溃疡。糯米麦麸粉：糯米、小麦麸等量，同炒，研细末，每服9克，米饮下，或煮猪肉点食；治气虚自汗。

(4)粟米:即小米,为禾本科植物粟的种仁,贮存陈久者名为陈粟米。含脂肪 1.41%,总氮 2.48%,蛋白质 2.41%,灰分 3.15%,淀粉 63.27%,还原糖 2.03%。另含种子油 3%,油中含有皂化物 2.39%。固体脂肪酸 15.05%,液体脂肪酸 70.03%。蛋白质有谷蛋白、醇溶蛋白、球蛋白等多类。种子蛋白质中含多量谷氨酸、脯氨酸、丙氨酸和蛋氨酸。此外,新鲜植物中含有 β-丙氨酸和 γ-丁氨酸,少量 β-胡萝卜素、叶黄酸。其性味甘咸、凉,陈粟米苦寒。中医学认为,粟米能和中、益气,陈粟米能止痢,解烦闷。如《日用本草》记载:"和中益气、止痢、治消渴、利小便,陈者更良。"《本草纲目》记载:"煮粥食益丹田,补虚损,开肠胃。"又说:"粟之味咸淡,气寒下渗,肾之谷也,肾病宜食之。虚热消渴泄痢,皆肾病也,渗利小便,所以泄肾邪也。降胃火,故脾胃之病宜食之。"《医学入门》记载:"粟,即今之小米。山东最多,五谷中最硬,谓之硬粟,得浆水易化。无毒。"《本草纲目》谓:"古者以粟为黍、稷、粱、秫之总称,而今之粟,在古但呼为粱,后人乃专以粱之细者为粟,故唐·孟诜本草言人不识粟,而近世皆不识粱也。大抵黏者为秫,不黏者为粟,故呼此为籼粟,以别秫而配籼,北人谓之小米也。"指出了粟与秫的区别在黏度,故秫米又称糯粟。

(5)高粱:又称蜀秫,蜀黍,为禾本科蜀黍的种仁。含 β-羟基扁桃腈-葡萄糖苷,水解产生 β-羟基苯甲醛和葡萄糖。其性味甘涩、温,中医学认为其能温中、涩肠胃。《本草纲目》记载:"蜀黍,不甚经见,而今北方最多。按广雅荻粱,木稷也。盖此亦黍稷之类,而高大如芦荻者,故俗有诸名。种始自蜀,故谓之蜀黍。"蜀黍有两种,黏者可和糯秫酿酒做饵,不黏者可以做糕煮粥。其谷壳浸水色红,可以做红酒。

(6)玉米:又称玉蜀黍、玉黍、苞米,为禾本科植物玉蜀黍的种仁。含淀粉达61.2%,脂肪油4.2%~4.75%,生物碱类约0.21%。尚有维生素B_1、维生素B_2、维生素B_6、烟酸、泛酸、生物素等B族维生素,玉蜀黍黄素等类胡萝卜素,槲皮素、异槲皮苷,果胶(其中含丰乳糖醛酸)等。玉米中蛋白质的氨基酸成分较动物蛋白质为差,缺少某些必需氨基酸如色氨酸、赖氨酸等,但含有较多的谷氨酸,其性味甘平,中医学认为有调中开胃的作用。又据某些资料报道,在非洲、意大利、西班牙、巴西等国,癌症发病率比其他国家低,他们都以玉米为主食,主要是玉米中含有大量镁的缘故。镁可抑制癌细胞的发展,还能帮助血管扩张,加强肠蠕动,增加胆汁,促使机体内废物的排除。另外,玉米中所含脂肪为不饱和脂肪酸,有助于人体内脂肪及胆固醇的正常代谢,对动脉硬化、冠心病、心肌梗死及血液循环障碍等疾病,有一定防治作用。

(7)小麦:小麦别名淮小麦,为禾本科植物小麦的种子。含淀粉53%~70%,蛋白质约11%,糖类2%~7%,糊精2%~10%,脂肪约1.6%,粗纤维约2%。脂肪主要为油酸、亚油酸、棕榈酸、硬脂酸的甘油酯。尚含有少量谷甾醇、卵磷脂、精氨酸、淀粉酶、麦芽糖酶、蛋白酶和微量元素及B族维生素等。每100克小麦粉含蛋白质9~12克,淀粉73克,钙43毫克,磷330毫克,铁5.9毫克。此外,尚含淀粉酶、糖、脂肪、糊精、粗纤维、卵磷脂、谷甾醇、尿囊素、精氨酸、麦芽糖、蛋白酶及微量维生素(B_1、B_2)等。其性味甘凉,能养心安神,厚肠益脾、益肾除热和止渴。孙思邈在《千金食治》中称小麦“养心气,心病者宜食”。《本草纲目》说它“可止虚汗”。其味甘,性凉。入心、脾、肾经。功能养心,益肾,除热,止渴。常用于治疗妇女脏燥，烦热，消渴，泄利，痈肿。研末外敷，可治外伤出血、烫火伤、疖肿疮疡。新麦性稍温，陈麦性平。充饥果腹时，凡为小麦均可，但用于药粥防治，最好选用陈久者。小麦之轻浮者或带稃的颖果称浮小麦。晒干入药，性味甘凉、含多量淀粉及B族维生素。李时珍谓其功能为："益气除烦，止自汗盗汗，骨蒸虚热，妇人劳热。"龚廷贤云："浮麦止汗，兼治骨蒸。"《本草再新》记载："其养心益肾，和血健脾，"《别录》记载："小麦用炊做饭及煮粥食之，治消渴口干。"《本草纲目》谓："小麦面，医方中往往用飞罗面，取其无石味而性平易尔。"近世多以面粉煮糊作药粥用。

(8) 大麦：含有维生素(A、B、E)和淀粉酸、麦芽糖、葡萄糖、转化糖酶，卵磷脂、蛋白质分解酶、脂化酶、脂肪和无机盐等。性味甘咸、凉。中医学认为其能和胃、宽肠、利水，如《本草拾遗》记载："调中止泄，令人肥健。"《本草纲目》记载："宽胸下气，凉血，消积，进食。"《调燮类编》中认为："大麦性平凉，助胃气，为面胜小麦，而无燥热，令人喜小麦，而讳言大麦，岂知卫生哉。"《金匮要略》中有用大麦粥和服硝石散、白术散之记载，如《长沙药解》中说："大麦粥，金匮硝矾散用之治女黑疸，以其利水而泄湿也；白术散用之治妊娠作渴，以其润肺而生津也。大麦粥利水泄湿，生津滑燥，化谷消胀，下气宽胸，消中有补也。"

2.常用调味品选择

调味品既影响到药粥的防治效果，又关系到能否被接受，而乐于长久服食，因而在药粥煮制时多加注意。现将常用各种调味品的作用简介如下。

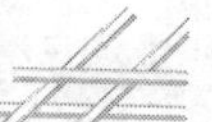

(1)红糖:红糖除了具备糖的功能外,还含有维生素和微量元素,如铁、锌、锰、铬等,营养成分比白糖要高很多。每100克红糖含钙90毫克,含铁4毫克,还含有少量的维生素B_2及胡萝卜素。日本科研人员还从红糖中提取了一种叫作“糖蜜”的多糖,实验证明它具有较强的抗氧化功效,对于抗衰老有明显的作用。

中医学认为,红糖性温、味甘、入脾。具有益气补血、健脾暖胃、缓中止痛、活血化瘀、消食及缓解疼痛的作用。民间验方也常用红糖来治疗痛经、产后血亏等症。红糖还可治疗产妇的贫血。产后适量地补充红糖,对改善因失血过多、体力和能量消耗过大,以及因瘀血等出现的乏力、畏寒、疼痛、恶露不净、腰酸、小腹痛等均有很好的疗效。若是胃寒疼痛、呕吐,服用生姜红糖水可解。民间还常用红糖水煮鸡蛋来治疗妇女血虚或月经不调。因此,红糖作为调味品,多用于女性养生保健、妇科疾病的药粥中。红糖中含有多种杂质,直接冲服易损人肠胃,故宜煎煮而不宜冲服。

(2)冰糖:为白糖煎炼而成的冰块状结晶。性平,功能补中益气,和胃润肺。因此,很多药粥均可选用,当然也不宜过多食用。糖在味觉上能给人以甜美的享受,以至于古人发出“味至于甘,人之大欲存焉”的感慨。更重要的是,糖能给人带来热能,是机体代谢中不可缺少的物质。同时糖也是一味中药。我国古代医书《本草经集注》中就有“取蔗汁以为糖”的记载。糖虽为良药,但食用不当亦可招致多种疾病。白糖食用过多亦招致肥胖或龋齿。妊娠糖尿病更应当慎用。

(3)蜂蜜:味甘性平,也有人认为“生凉、熟温”。具有补中、润燥、止痛、解毒之功,对肺燥咳嗽、肠燥便秘,胃脘疼痛,均有良好的治疗效果。蜂蜜最重要的成分是果糖和葡萄糖，还含有少量蔗糖、麦芽糖、糊精、多种维生素和多种微量元素，所以营养全面而丰富。凡体弱患者，服食药粥时，均可用以调味。根据临床应用体会，妊娠糖尿病应当慎用。痰湿内盛，中满痞胀及大便泄泻者忌用。

(4)醋：微酸、性平。为以米、麦、高粱或酒、酒糟等酿成的含有乙酸的液体。醋的一般组成为浸膏质、灰分、挥发酸、不挥发酸、还原糖。具体物质有高级醇类、3-羟基丁酮、二羟基丙酮、乙醛、甲醛、乙缩醛、乙酸、琥珀酸、草酸及山梨糖等糖类。有散瘀止血，解毒杀虫功能，并可解鱼肉菜毒。但脾胃湿甚、痿痹、筋脉拘挛及外感初起忌服。

(5)生姜：味辣性温，是一味常用的散寒、止呕、解毒、暖胃和调味剂。凡用以治疗寒证的药粥，均可用以矫味，还有协助治疗的效果。发热性疾病不宜选用。食用辛辣食品后体温升高，这是血液循环良好的表现。但是，由于辛辣食品的刺激性较大，食用过多后伤害肠胃的黏膜，能够引起胃痛和腹泻，所以要适可而止。

(6)葱白：味辣性温，有发汗、温中的作用，作为调味品，适合用于补阳药粥类和散寒药粥类中。

(7)胡椒：味辛性温，具有温中、化湿、消痰、下气的作用。《本草便读》记载："胡椒，能宣能散，开豁胸中寒痰冷气，虽辛热燥散之品，而又极能下气，故食之即觉胸膈爽。"凡阴虚内热者不宜服用，脾胃寒湿者宜之，过量则伤气。

(8)大蒜：大蒜的药用有效成分为挥发性的大蒜素。新鲜大蒜无大蒜素，而含一种大蒜氨酸，此酸被大蒜中存有的蒜酶分解后生成大蒜素。因此，新鲜大蒜不辣，风干的老蒜较辣，越辣越好。此外，大蒜还含有大蒜苷，有降血压作用。另含一种物质，可增强身体同化维生素 B_1 的能力。大蒜的营养成分为蛋白质、脂肪、糖类及维生素（A、B_1、C）等。蒜苗的营养成分为蛋白质、脂肪、钙、磷、铁等。大蒜素对金黄色葡萄球菌、大肠埃希菌有强大的杀菌作用。紫皮蒜的抗菌作用较白皮蒜为强。紫皮蒜汁低浓度对痢疾杆菌有抑制作用，高浓度则可杀菌。大蒜汁液经加热处理后，有效成分即被破坏，故大蒜杀菌以生用为佳。高浓度蒜汁对结核杆菌也有抑制作用，但对绿铜假单胞菌及变形杆菌用0.5％的最高浓度大蒜汁，亦无抑制作朋。此外，对皮肤真菌、念珠状菌、立克次体、阿米巴原虫、阴道滴虫均有杀灭作用。有抗菌、消炎及驱肠寄生虫的作用，并且有健胃、驱气、镇静、镇咳、祛痰、强壮等功效。对防治感冒和胃肠道细菌性传染病等有较好效果。

大蒜具有提高机体免疫力、防癌治癌的作用。医学研究发现，大蒜中有一种含硫的成分，能够消除致癌物亚硝胺，故有防癌特别是防胃癌的作用。

3.常用食物类选择

中医治病应用四诊八纲辨别病人的虚实和寒热温凉，然后选用相对应的药物给予病人服用。药物可分为“寒、热、温、凉”四气和“辛、酸、甘、苦、咸”五味。食物同样有四气和五味。

(1)温热性的食物有补虚、驱寒作用，如牛肉、鹿肉、鸡肉、鳝鱼、韭菜、核桃、荔枝、榴梿等，都列为温热类的食物，适宜于虚寒体质的人和宜于冬季食用。

(2)寒凉性的食物有清热、泻火、解毒的作用，如黄瓜、苦瓜、西瓜、雪梨、绿豆、螃蟹、猪肉、啤酒等，适宜于体质偏热，平日面目赤红、小便黄、大便干的人。

(3)辛味食物有宣散和刺激作用,如辣椒、葱、羌、茴香等。但如果人体不小心多吃或误食,很可能引起咽喉痛和长暗疮的。适量食用可以促进新陈代谢,刺激内分泌,尤其是性腺,且有很好的美容效果。

(4)甘味的食物,如燕窝、红枣、蜜糖、小麦、粟米、糯米等。多可健脾胃、长肌肉,具有增肥的作用。

(5)酸味的食物,如乌梅、橘子、苹果、米醋等。有收敛、生津益阴的作用。对胃酸不足、皮肤干燥、面部多油脂、皮肤脱屑的人有一定的作用。

(6)苦味的食物,如苦瓜、茶叶、苦菜、青榄等。一般都有寒凉、清热的作用,对长暗疮、小便黄热、咽喉痛的人有很好的效果。

(7)咸味的食物有软坚散结,通大便和补肾的作用。阴液不足、大便干硬、耳鸣、甲状腺肿大等,食用海带、海参、紫菜都很适宜的。但要适量,否则病情反而会加重。

(8)行气活血的食物,如萝卜、荔枝、橘子、山楂、丝瓜、桃仁、芹菜、油菜、墨鱼、花生等。气滞血瘀者可多吃一些。

(9)祛寒除湿、温经通脉的食物,如生姜、大葱、大茴香、花椒、扁豆、韭菜、芥菜、辣椒、荔枝、桃子、栗子、羊肉、鸡肉、狗肉、鲤鱼、鲫鱼、胡椒等。寒湿凝滞者可多吃一些。

(10)温补脾肾、温阳散寒的食物,如豆油、胡椒、大茴香、韭菜、羊肉、牛肉、草鱼、虾等。阳虚内寒者可多吃一些。

(11)清利下焦湿热的食物,如苦瓜、苦菜、茄子、黄瓜、冬瓜、油菜、菠菜、绿豆、苹果、梨、薏苡仁、茶叶、紫菜、赤小豆、黄花菜、蚬等。湿热下注者,可适当多吃一些。

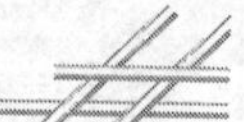

(12)补气生血的食物,如海参、鸡肉、红枣、黑豆、香菇、枸杞子、龙眼肉、奶、蛋、葡萄、章鱼、泥鳅、黄花鱼等。气血不足者可多吃一些。

(13)补肝肾的食物,如枸杞子、银耳、木耳、椰子、核桃、牛筋、干贝、鲍鱼、鸭蛋。肝肾亏损者可多吃一些。

二、常见妇科病药粥疗法

(一)月经异常

1.月经先期

月经周期提前7天以上,甚至10余天一行者称为“月经先期”。亦称“经期超前”“经行先期”,或“经早”。如仅提前三五天,且无其他明显症状者,属正常范围,或偶然超前一次者,亦不作月经先期病论。

月经先期是由于气虚不固或热扰冲任,血海不宁,导致月经周期提前7天以上,甚或半月余一行的月经病。临床表现与西医学所称的排卵型功能性子宫出血病的黄体不健和盆腔炎症所致的子宫出血病相似。

(1)脾气虚证:症见经期提前,或兼量多,色淡质稀,神疲肢倦,气短懒言,小腹空坠,纳少便溏,舌淡红,苔薄白,脉缓弱。治宜补脾益气,固冲调经。

(2)肾气虚证:症见经期提前,量少,色淡黯,质清稀,腰酸腿软,头晕耳鸣,小便频数,面色晦黯或有黯斑,舌淡黯,苔薄白,脉沉细。治宜补肾益气,固冲调经。

(3)阴虚血热证:症见经期提前,量少,色红质稠,颧赤唇红,手足心热,咽干口燥,舌红苔少,脉细数。治宜养阴清热,凉血调经。

(4)阳盛血热证:症见经期提前,量多,色紫红,质稠,心胸烦闷,渴喜冷饮,大便燥结,小便短赤,面色红赤,舌红,苔黄,脉滑数。治宜清热降火,凉血调经。

(5)肝郁化热证:症见经期提前,量多或少,经色紫红,质稠有块,经前乳房、胸胁、少腹胀痛,烦躁易怒,口苦咽干,舌红,苔黄,脉弦数。治宜清肝解郁,凉血调经。

月经先期中医辨证施粥调治可以选用下列粥方。

人参红枣粥

【出　处】 民间验方。

【原　料】 人参6克,红枣15枚,米100克,高汤、食盐、麻油各适量。

【制　作】 人参切为薄片或细料,红枣去核,与米、高汤共同煮粥,加食盐、麻油调味即可。

【服　法】 每日1剂,早晚食用。

【功　效】 补中益气。

【主　治】 适用于脾胃虚弱诸证,尤宜于气虚月经先期,量多色淡质稀,神疲乏力等。

【按　语】 连用数日。红枣可用南枣代替。南枣色红,长寸余,甘温。功能①补中益气,润心肺。②调荣卫,补血生津,功10倍于红枣。

参芪白莲粥

【出　处】《食疗百味》

【原　料】 人参6克，黄芪30克，红枣15枚，去心白莲子、粳米各60克。

【制　作】 先将人参、黄芪切片，并用清水300毫升文火煮取200毫升，去渣，加入红枣（去核）、白莲子、粳米，共煮为粥即可。

【服　法】 每日1剂，可连续服食7日。

【功　效】 益气摄血。

【主　治】 适用于月经超前，量多，色淡，质地清稀，神疲倦怠，食欲不振，气短心悸，舌质淡，脉沉虚无力；并适用于年老体虚，或病后气虚，神疲倦怠，食欲不振，气短心悸。

【按　语】 热证、实证者忌服；服药粥期间勿与萝卜和茶同服。人参味甘、微苦，性微温。含有人参素，人参副素、钙质、镁质、皂素，可安神养心，补肺气，补五脏，健脾胃。皂素有溶血作用，可散发风湿性心脏病引起的各种瘀血。

生地枸杞粥

【出　处】 民间验方。

【组　成】 鲜生地黄、枸杞子各30克，粳米100克，白糖适量。

【制　作】 将枸杞子、生地黄用纱布包好，与适量水煮20分钟后，捡出纱包，下粳米煮粥，待粥将好时，下冰糖再煮5～10分钟即可。

【服　法】 每日1剂，早晚食用。

【功　效】 凉血滋阴。

【主　治】 月经先期属阴虚火旺者。

【按　语】 生地黄，凉血解毒，利尿。

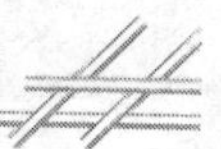

泽兰绿茶粥

【出　处】 民间验方。

【组　成】 泽兰、绿茶各10克，粳米100克，冰糖适量。

【制　作】 将泽兰、绿茶用纱布包好与适量水煮20分钟后，捡出纱包，下粳米煮粥，待粥将好时，下冰糖再煮5～10分钟即可。

【服　法】 每日1剂，早晚食用。

【功　效】 凉血滋阴。

【主　治】 月经先期属肝郁化热者。

【按　语】 泽兰活血，通经，为妇科调经要药。用于经闭，癥瘕，产后腹痛。配当归尾、赤芍、桃仁治产后瘀血腹痛。一般用量为10～15克。马兰苦，微辛，性凉。入阳明血分。与泽兰同功，能凉血，治呕血衄血，口疮舌疮。若无泽兰，可用马兰替代。

山楂益母红糖粥

【出　处】 民间验方。

【组　成】 山楂15克，益母草30克，粳米100克，红糖适量。

【制　作】 将山楂、益母草用纱布包好，与适量水煮20分钟后，捡出纱包，下粳米煮粥，待粥将好时，下红糖再煮5～10分钟即可。

【服　法】 每日1剂，早晚食用。

【功　效】 活血化瘀，调经止痛。

【主　治】 月经先期属瘀血阻滞者。

【按　语】 山楂宜炒。

乌鸡参归龙眼粥

【出　处】 民间验方。

【组　成】 乌鸡肉150克，党参20克，炙甘草10克，当归、熟地黄、龙眼肉、白芍各5克，粳米100克，冰糖适量。

【制　作】 将党参、炙甘草、当归、熟地黄、白芍用纱布包好，与适量水煮20分钟后，捡出纱包，下乌鸡肉、龙眼肉、粳米煮粥，待粥将好时，下冰糖再煮5～10分钟即可。

【服　法】 每日1剂，早晚食用。

【功　效】 凉血滋阴。

【主　治】 月经先期属气血俱虚者。

【按　语】 月经前根据食量，每1～2天1剂，可连用3～5剂。如果条件方便的话，最好是在有临床经验大夫的指导下进行选择施用。

乌鸡黄芪当归茯苓粥

【出　处】 民间验方。

【组　成】 乌鸡肉150克，黄芪15克、当归、茯苓各9克，粳米100克，冰糖适量。

【制　作】 乌鸡肉洗净、切块。将黄芪、当归、茯苓用纱布包好，与适量水煮20分钟后，捡出纱包，下乌鸡肉、粳米煮粥，待粥将好时，下冰糖再煮5～10分钟即可。

【服　法】 每日1剂，早晚食用。

【功　效】 补气养血调经。

【主　治】 适用于气虚性月经先期。

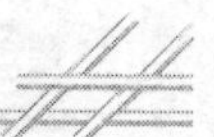

【按　语】 月经前每日1剂，分2次服完，连服3～5剂。乌鸡甘、平，入肝、肾、血分。鸡属木而骨黑者属水，得水木之精气，故能益肝肾，退热，补虚。主治虚劳消渴，下痢噤口，带下崩中。

核桃肉莲子粳米粥

【出　处】 民间验方。

【组　成】 核桃仁60克，莲子30克，粳米100克。

【制　作】 将核桃仁、莲子、粳米洗净与适量水煮粥即可。

【服　法】 每日1剂，早晚食用。

【功　效】 补气养血调经。

【主　治】 适用于肾气不足性月经先期。

【按　语】 月经前每日1剂，分2次服完，连服3～5剂。

芹菜牛肉粥

【出　处】 民间验方。

【组　成】 连根芹菜120克，熟牛肉末10克，粳米100克。

【制　作】 将连根芹菜洗净、切碎，与粳米煮粥，待熟时加入牛肉末，稍煮即成。

【服　法】 每日1剂，月经前，早晚分2次温热服食。

【功　效】 清热凉血，补虚调经。

【主　治】 适用于血热型月经先期。

【按　语】 月经前每日1剂，分2次服完，连服3～5剂。又方：干芹菜500克，加水1 000毫升煮成500毫升。每日1

剂，常饮服。有清热凉血作用，用于血热型月经先期。

韭菜羊肝粥

【出　处】 民间验方。

【组　成】 韭菜150克，羊肝200克，粳米100克。

【制　作】 将韭菜洗净，切断；羊肝切片。将粳米放砂锅内急火煮粥，待熟时加入羊肝、韭菜，稍煮即成。

【服　法】 每日1剂，月经前早晚分2次温热服食。

【功　效】 养肝温肾，固涩调经。

【主　治】 适用于肝肾不足性月经先期。

【按　语】 每日1剂，月经前可连服5～6剂。韭菜是人们春季喜爱吃的蔬菜之一。但值得提醒的是，韭菜忌与蜂蜜同时食用。现代医学研究认为，韭菜含有丰富的维生素C，与蜂蜜同时食用，所含的维生素C很容易被蜂蜜所含的无机盐铜、铁离子氧化，而失去作用。同时，又因为蜂蜜性滑利通肠，韭菜含有丰富的纤维素，能够导泻。二者同食会导致泄泻。

2.月经后期

月经来潮比正常周期延迟7日以上连续出现3个月经周期以上，称为“月经后期”，亦称“月经错后”“经迟”等。如果月经周期仅延迟3～5日，或偶尔一次周期较长，又无其他不适者，不属本病范畴。

月经后期是由于肾虚、血虚致冲任不足，或血寒、气滞、痰湿阻滞冲任所致，以月经周期延后7日以上，连续2个月经周期以上为主要表现的疾病，相当于西医学的月经稀发。诊断：①月经周期延后超过7日以上，持续2个月经周期以上。

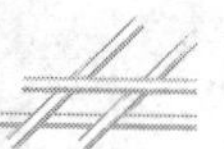

②育龄妇女周期延后，应与妊娠月经后期相鉴别。③妇科做B超检查以排除子宫及卵巢器质性疾病。

辨证论治可分为：

(1)肾虚型：月经错后，量少，色淡黯，质清稀，腰酸腿软，头晕耳鸣，带下清稀，面色晦暗，舌质淡，苔薄白，脉沉细。治宜补肾益气，养血调经。

(2)血虚型：经期错后，量少，色淡质稀，小腹空痛，头晕眼花，心悸失眠，皮肤不润，面色苍白或萎黄，舌淡，苔薄，脉细无力。治宜补血养营，益气调经。

(3)血寒型

①虚寒证。经期错后，量少，色淡质稀，小腹隐痛，喜热喜按，腰酸无力，小便清长，面色㿠白，脉沉迟无力。治宜温经扶阳，养血调经。

②实寒证。经期错后，量少，经色紫黯有块，小腹冷痛拒按，得热痛减，畏寒肢冷，舌黯苔白，脉沉紧或沉迟。治宜温经散寒，活血调经。

(4)气滞型：经期错后，量少，经色暗红或有血块，小腹胀痛，精神抑郁，胸闷不舒，舌苔正常，脉弦。治宜理气行滞，活血调经。

(5)痰湿型：经期错后，量少，色淡，头晕体胖，心悸气短，胸闷恶心，带下量多，舌淡胖，苔白腻，脉滑。治宜燥湿化痰，活血调经。

月经后期中医辨证施粥调治可以选用下列粥方。

豆豉生姜羊肉粥

【出　处】 民间验方。

【组　成】 羊肉100克；淡豆豉25克；生姜15克，粳米100克，食盐适量。

【制　作】 将羊肉洗净，切碎，与粳米煮粥，待熟时加入生姜末，稍煮即成，加食盐调味即可。

【服　法】 每日1剂，月经前早晚分2次温热服用。

【功　效】 温经散寒。

【主　治】 适用于血寒型月经后期。

【按　语】 于月经前10日开始，每日1剂，连用3～5剂。

山楂生姜狗肉红糖粥

【出　处】 民间验方。

【组　成】 山楂50克，狗肉100克，生姜15克，粳米100克，红糖30克。

【制　作】 将山楂水煎去渣取汁代水，将狗肉、生姜洗净，切碎，与粳米煮粥，待熟时加入红糖，稍煮即成。

【服　法】 每日1剂，月经前早晚分2次温热服用。

【功　效】 温阳化瘀。

【主　治】 适用于血寒偏有瘀滞的月经后期。

【按　语】 月经前，每日2剂，连服3～5日。

山楂生姜羊肉粥

【出　处】 民间验方。

【组　成】 羊肉100克，山楂25克，生姜15克，粳米100克，红糖适量。

【制　作】 将山楂水煎去渣取汁。羊肉洗净并切碎，与

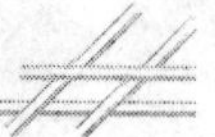

粳米、药汁一起煮粥，待熟时加入生姜末，稍煮即成，加红糖调味即可。

【服　法】 每日1剂，月经前早晚分2次温热服用。

【功　效】 温经散寒。

【主　治】 适用于血寒型月经后期。

【按　语】 于月经前10日开始，每日1剂，连用3～5剂。

3.月经先后无定期

月经周期或前或后超过1～2周，称为“月经先后无定期”，又称“经水先后无定期”“经乱”。月经先后无定期患者一般自觉症状都比较轻微，没有很大的痛苦，较少能主动去检查治疗。本病相当于西医学排卵型功能性子宫出血的月经不规则。青春期初潮后1年内及更年期月经先后无定期者，如无其他证候，可不予以治疗。月经先后无定期若伴有经量增多及经期紊乱，常可发展为崩漏。

(1)诊断：①月经或提前或错后7日以上到至2周以内，但经期正常。观察3个周期或追溯2个周期有诊断意义。②有七情内伤或劳力过度等病史。③妇科及B超检查等排除器质性病变。测基础体温、阴道涂片、宫颈黏液结晶，以了解卵巢功能。

(2)辨证论治可分为：①肾虚型月经先后无定期：经行或先或后，量少，色淡，质稀，头晕耳鸣，腰酸腿软，小便频数，舌淡，苔薄，脉沉细。治宜补肾益气，养血调经。②脾虚型月经先后无定期：经行或先或后，量多，色淡质稀，神疲乏力，脘腹胀满，纳呆食少，舌淡，苔薄，脉缓。治宜补脾益气，养血调经。

③肝郁型月经先后无定期:经行或先或后,经量或多或少,色暗红,有血块,或经行不畅,胸胁、乳房、少腹胀痛,精神郁闷,时欲太息,嗳气食少,舌质正常,苔薄,脉弦。治宜疏肝解郁,活血调经。

月经先后无定期中医辨证施粥调治可以选用下列粥方。

乌鸡归黄粥

【出　处】 民间验方。

【组　成】 乌鸡 1 只,当归、黄芪、茯苓各 10 克,粳米 100 克,红糖适量。

【制　作】 将乌鸡宰杀,去脏杂,洗净,切块,放入砂锅内煮烂熟,并将当归、黄芪、茯苓水煎去药渣,取鸡汤及药汁代水与粳米煮粥,待熟时加入红糖调味即可。

【服　法】 每日 1 剂,月经前早晚分 2 次温热服用。

【功　效】 健脾养心,益气养血。

【主　治】 月经先后无定期,症见月经超前、经量过多、精神疲倦、心悸气短、失眠等。

【按　语】 月经前每日 1 剂,食鸡肉喝汤,连服 3~5 剂。乌鸡 1 只可用 3~5 剂。

四味薯蓣粥

【出　处】 民间验方。

【组　成】 怀山药 25 克,枸杞子 10 克,鹿角胶 6 克,核桃仁 20 克,冰糖 10 克,粳米 100 克。

【制　作】 将鹿角胶用蛤粉炒脆研末,并将怀山药、枸杞子、核桃仁、粳米加水煮粥,待熟时加入鹿角胶末、冰糖调味即

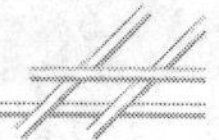

可服用。

【服　法】 每日1剂，月经前早晚分2次温热服用。

【功　效】 补肾壮阳调经。

【主　治】 月经先后无定期，症见女子青春期由于肾虚所致月经先后无定期、经量少、色淡黯、质清；或腰脊酸痛，或头晕耳鸣、舌淡苔少、脉细弱。

【按　语】 月经前每日1剂。

当归香附粥

【出　处】 民间验方。

【组　成】 当归20克，香附30克，红糖25克，粳米100克。

【制　作】 将当归、香附水煎去药渣，取药汁代水与粳米煮粥，待熟时加入红糖调味即可服用。

【服　法】 每日1剂，月经前早晚分2次温热。

【功　效】 疏肝调经。

【主　治】 月经先后无定期，症见女子青春期肝气郁结而致月经周期或提前延后7日以上者。

【按　语】 月经前每日1剂。

茴香青皮粥

【出　处】 民间验方。

【组　成】 小茴香、青皮各20克，黄酒300毫升，红糖25克，粳米100克。

【制　作】 将小茴香、青皮水煎去药渣，取药汁代水与粳米煮粥，待熟时加入红糖调味即可服用。

【服　法】 每日1剂，月经前以黄酒作引，早晚分2次温热。

【功　效】 疏肝解郁，理气调经。

【主　治】 适用于女子青春期月经先后无定期，胸胁闷胀，心情急躁，舌苔淡薄，脉弦。

【按　语】 月经前每日2次，每日1剂。

4.月经过多

月经过多是由于气虚冲任失固或热伤冲任，或瘀血内阻所致月经血量较常量明显增多，而周期、经期基本正常为主要表现的病症。相当于西医学排卵型功能性子宫出血引起的月经过多，或子宫肌瘤、盆腔炎、子宫内膜异位症等疾病引起的月经过多。宫内节育器引起的月经过多，可按本病辨证论治。

(1)气虚型：行经量多，色淡红，质清稀，神疲体倦，气短懒言，小腹空坠，面色㿠白，舌淡，苔薄，脉缓弱。治宜补气升提，固冲止血。

(2)血热型：经行量多，色鲜红或深红，质黏稠，口渴饮冷，心烦多梦，尿黄便结，舌红，苔黄，脉滑数。治宜凉血清热，固冲止血。

(3)血瘀型：经行量多，色紫暗，质稠有血块，经行腹痛，或平时小腹胀痛，舌紫暗或有瘀点，脉涩有力。治宜活血化瘀，固冲止血。

月经过多中医辨证施粥调治可以选用下列粥方。

归地羊肉粥

【出　处】 民间验方。

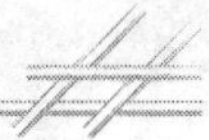

【组　成】 羊肉500克，当归、生地黄各15克，干姜10克，红糖25克，粳米100克。

【制　作】 当归、生地黄、干姜水煎去药渣，取药汁代水，并将羊肉洗净，切块，与粳米煮粥，待熟时加入红糖调味即可。

【服　法】 每日1剂，月经前早晚分2次温热服用。

【功　效】 温中补虚，益气摄血。

【主　治】 适用于气虚所致月经量多，色淡质虚，面色无华，神疲气短，懒言，舌质淡，脉弱无力。

【按　语】 月经前每日1剂。

母鸡艾叶粥

【出　处】 民间验方。

【组　成】 老母鸡肉100克，艾叶15克，红糖25克，粳米100克。

【制　作】 将老母鸡肉洗净，切块。将艾叶水煎去药渣，取药汁代水，加粳米、鸡肉煮粥，待熟时加入红糖调味即可。

【服　法】 每日1剂，月经前早晚分2次温热服用。

【功　效】 补气摄血，健脾宁心。

【主　治】 适用于体虚不能摄血而致月经过多，心悸怔忡，失眠多梦，少腹冷痛，舌淡脉细。

【按　语】 月经期连服2～3剂，每日1剂。

香附丹参麦芽粥

【出　处】 民间验方。

【组　成】 香附18克，丹参、麦芽各12克，白蜜40毫升，粳米100克。

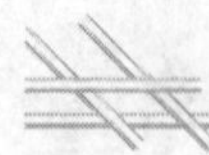

【制　作】将香附、丹参、麦芽水煎去渣，取药汁代水，加粳米煮粥，临熟时加入白蜜稍煮即可。

【服　法】每日1剂，月经前早晚分2次温热服用。

【功　效】滋阴养血。

【主　治】适用于肝郁气滞所致的月经过多。

【按　语】月经期连服2～3剂，每日1剂。香附辛苦甘平，乃血中气药，通行十二经八脉气分，利三焦，解六郁，止诸痛，能推陈致新，故诸书皆云益气。主治多怒多忧，痰饮痞满，胸肿腹胀，饮食积聚，霍乱吐泻，肾气脚气，痈疽疡伤，呕血便血，崩中带下，月候不调，胎产百病。

5.月经过少

月经过少是由精血亏少，血海失充，或经脉阻滞，血行不畅所致，以月经量较正常量明显减少，甚至点滴即净，或经行时间不足2日，经量亦少为主要表现的月经病。相当于西医学性腺功能低下、子宫内膜结核、炎症或刮宫过深等引起的月经过少。

(1)诊断：①月经周期、经期正常，经量较以往明显减少，或经量减少的同时，经期也缩短不足2天。②注意询问有无失血病和经期、产后感染史；宫腔内冷冻、电凝术史；发病前有无使用过避孕药及有无人流、刮宫术史；有无结核或结核病接触史。本病应与早孕、激经、胎漏及宫外孕相鉴别。注意排除因结核或绝经前后诸证等引起的月经过少。卵巢功能测定，对性腺功能低下引起月经过少的诊断有参考意义。

(2)辨证施治：可分为①肾虚型。经来量少，不日即净，或点滴即止，血色淡黯，质稀，腰酸腿软，头晕耳鸣，小便频数，舌

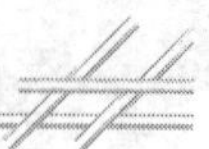

淡，苔薄，脉沉细。治宜补肾益精，养血调经。②血虚型。经来量少，不日即净，或点滴即止，经色淡红，质稀，头晕眼花，心悸失眠，皮肤不润，面色萎黄，舌淡，苔薄，脉细无力。治宜补血益气调经。③血寒型。经行量少，色暗红，小腹冷痛，得热痛减，畏寒肢冷，面色青白，舌暗，苔白，脉沉紧。治宜温经散寒，活血调经。④血瘀型。经行涩少，色紫黑有块，小腹刺痛拒按，血块下后痛减，或胸胁胀痛，舌紫黯，或有瘀斑紫点，脉涩有力。治宜活血化瘀，理气调经。

月经过少中医辨证施粥调治可以选用下列粥方。

归芪乌鸡红糖粥

【出　处】 民间验方。

【组　成】 乌鸡肉 150 克，当归、黄芪、茯苓各 9 克，红糖 25 克，粳米 100 克。

【制　作】 将乌鸡肉洗净，切块，并将当归、黄芪、茯苓水煎去药渣，取药汁代水，加粳米煮粥，待熟时加入红糖调味即可服用。

【服　法】 月经前每日 1 剂，早晚空腹食。

【功　效】 健脾养心，益气养血。

【主　治】 适用于气血不足而致月经过少，经色稀淡，头晕眼花，心悸怔忡，面色萎黄，少腹空坠，舌质淡红，脉细。

【按　语】 月经期连服 2～3 剂，每日 1 剂。

枸杞羊肉粥

【出　处】 民间验方。

【组　成】 羊腿肉 100 克，枸杞子 50 克，红糖适量，粳米

100 克。

【制　作】 将羊腿肉整块用沸水煮透，放冷水中洗净血沫，切块，并与粳米煮粥，待熟时加入红糖调味即可。

【服　法】 月经前每日 1 剂，早晚空腹食。

【功　效】 补肾养血。

【主　治】 适用于肾阳亏虚而致月经少或点滴不净，色淡红或黯红，质稀，腰膝酸软，头晕耳鸣，或少腹冷，夜尿多，舌质淡，脉沉迟。

【按　语】 月经期连服 2～3 剂，每日 1 剂。

6.经期延长

经期延长是因阴虚内热，气虚血失统摄，瘀阻冲任，血不归经所致，以月经周期虽基本正常，行经持续时间达 7 日以上，甚至淋漓半月始净为主要表现的疾病。相当于西医学排卵型功能性子宫出血的黄体萎缩不全者、盆腔炎症、子宫内膜炎等引起的经期延长。宫内节育器和输卵管结扎术后引起的经期延长也按本病治疗。

(1)诊断：①月经周期基本正常而行经时间超过 7 日，甚至淋漓半月始净。②有无盆腔感染史，有无使用宫内避孕环及输卵管结扎术史。③应与漏下、赤带和异位妊娠相鉴别。妇科检查或 B 超检查，排除宫颈息肉、宫颈炎和子宫器质性病变。

(2)辨证论治：可分气虚型、虚热型、血瘀型。①气虚型。经行时间延长，量多，经色淡红，质稀，神疲肢倦，气短懒言，面色㿠白，舌淡，苔薄，脉缓弱。治宜补气升提，固冲调经。②虚热型。经行时间延长，量少，经色鲜红，质稠，咽干口燥，潮颧

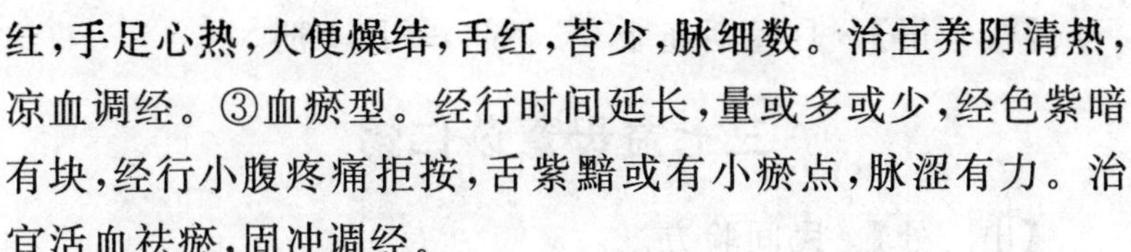

红，手足心热，大便燥结，舌红，苔少，脉细数。治宜养阴清热，凉血调经。③血瘀型。经行时间延长，量或多或少，经色紫暗有块，经行小腹疼痛拒按，舌紫黯或有小瘀点，脉涩有力。治宜活血祛瘀，固冲调经。

经期延长中医辨证施粥调治可以选用下列粥方。

女贞子旱莲草生地粥

【出　处】 民间验方。

【组　成】 女贞子、墨旱莲、生地黄各 12 克，茜草 10 克，红糖 25 克，粳米 100 克。

【制　作】 将女贞子、墨旱莲、生地黄、茜草水煎去药渣，取药汁代水，加粳米煮粥，待熟时加入红糖调味即可。

【服　法】 月经前每日 1 剂，早晚空腹食。

【功　效】 滋阴清热，调经止血。

【主　治】 经期过长属阴虚血热者。

【按　语】 月经期连服 2～3 剂，每日 1 剂。

黄柏苍术薏苡仁粥

【出　处】 民间验方。

【组　成】 黄柏、苍术 10 克，薏苡仁 50 克，侧柏叶 12 克，红糖 25 克。

【制　作】 将黄柏、苍术各、侧柏叶水煎去药渣，取药汁代水，加薏苡仁煮粥，待熟时加入红糖调味即可。

【服　法】 月经前每日 1 剂，早晚空腹食。

【功　效】 清热利湿，调经止血。

【主　治】 经期过长属湿热下注者。

【按　语】 月经期连服2～3剂，每日1剂。

三七益母薏苡仁粥

【出　处】 民间验方。

【组　成】 三七粉3克，益母草15克，薏苡仁50克，红糖25克。

【制　作】 将益母草水煎去药渣，取药汁代水，加薏苡仁煮粥，待熟时加入三七粉，并用红糖调味即可。

【服　法】 月经前每日1剂，早晚空腹食。

【功　效】 活血化瘀，调经止血。

【主　治】 经期过长属血瘀者。

【按　语】 月经期连服2～3剂，每日1剂。

女贞子旱莲草粥

【出　处】 民间验方。

【组　成】 女贞子、墨旱莲各10克，粳米50克，红糖25克。

【制　作】 将女贞子、墨旱莲水煎去药渣，取药汁代水，加粳米煮粥，待熟时加用红糖调味即可。

【服　法】 月经前每日1剂，早晚空腹食。

【功　效】 活血化瘀，调经止血。

【主　治】 经期过长属阴虚内热者。

【按　语】 月经期连服2～3剂，每日1剂。

鲜生地赤小豆粳米粥

【出　处】 民间验方。

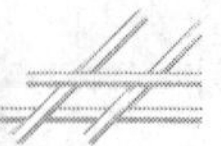

【组　成】 鲜生地黄40克,赤小豆30克,粳米100克,红糖25克。

【制　作】 将鲜生地黄水煎去药渣,取药汁代水,加赤小豆、粳米煮粥,待熟时加用红糖调味即可。

【服　法】 月经前每日1剂,早晚空腹食。

【功　效】 滋阴清热,调经止血。

【主　治】 经期过长属阴虚内热或湿热下注者。

【按　语】 月经期连服2～3剂,每日1剂。

7.闭经

女子年过18岁,月经尚未来潮,或曾来而又中断达3个月以上,称为闭经。现代医学称前者为原发性闭经、后者为继发性闭经。妊娠期、哺乳期、绝经期以后的停经,均属生理现象,不属闭经范畴。

诊断:①年过18周岁女子,月经尚未初潮,属原发性闭经。②女子已行经而又中断3个月以上,属继发性闭经。③应与妊娠期、哺乳期、绝经期等生理性停经相鉴别。

中医临证常分为肝肾不足、气血虚弱、阴虚血燥、气滞血瘀、痰湿阻滞5型。

闭经中医辨证施粥调治可以选用下列粥方。

黑豆红花红糖粥

【出　处】 民间验方。

【组　成】 黑豆50克,红花6克,红糖30克,粳米100克。

【制　作】 先将红花用水煎取汁,滤去渣,澄清后入黑豆、红糖、米煮粥。

【服　法】　每日1～2次，待冷时或趁温食。

【功　效】　补益肝肾，活血通经。

【主　治】　肝肾不足型闭经。临床表现为月经超龄未至，或初潮较迟，量少色淡红，伴头晕耳鸣。

【按　语】　黑豆干锅炒至豆壳裂开。功能养血补肾、祛风利水。

山药土豆粥

【出　处】　民间验方。

【组　成】　山药30克，马铃薯30克，黑豆30克，鸡血藤50克，牛膝10克，红糖30克，粳米100克。

【制　作】　先将鸡血藤、牛膝用水煎1小时取汁，滤去渣，澄清后，加入山药、马铃薯、黑豆、米煮粥，至粥熟烂，加入红糖即可。

【服　法】　每日1～2次，温食。

【功　效】　补益肝肾，活血通经。

【主　治】　肝肾不足型闭经。临床表现为月经超龄未至或初潮较迟，量少色淡红，伴头晕耳鸣、腰酸膝软、潮热汗出、五心烦热，舌质红，苔少，脉细弦。

【按　语】　山药色白入肺，味甘归脾，入脾、肺二经。功能补不足，清虚热，固肠胃，润皮毛，化痰涎，止泻痢。肺为肾母，故又益肾强阴，治虚损劳伤。脾为心子，故又益心气，治健忘遗精。生捣敷痈疮，消肿硬。黑豆甘寒，功能补肾镇心，明目，利水下气，散热祛风，活血，解毒，消肿止痛。紧小者良。畏五参、猪肉，忌厚朴（犯之动气），得前胡、杏仁、牡蛎、石蜜、

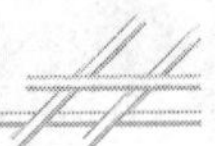

猪胆汁良。

红枣白鸽粥

【出　处】 民间验方。

【组　成】 红枣(去核)50 克,白鸽(去毛及内脏并洗净)1 只,炙鳖甲、炙龟甲各 30 克,枸杞子 20 克,粳米 100 克。

【制　作】 先煎鳖甲和龟甲 30 分钟,后放入枸杞子再煎 20 分钟,煎好后滤去药渣,澄清后取药汁煮红枣、白鸽及米煮粥,至粥熟即可。

【服　法】 每日 1～2 次,温食。

【功　效】 补益肝肾,活血通经。

【主　治】 肝肾不足型闭经。临床表现为月经超龄未至或初潮较迟,量少色淡红,伴头晕耳鸣、腰酸膝软、潮热汗出、五心烦热,舌质红,苔少,脉细弦。

【按　语】 《本草汇言》有云:"红枣甘润膏凝,善补阴阳、气血、津液、脉络、筋俞、骨髓,一切虚损,无不宜之。"

乌鸡丝瓜内金粥

【出　处】 民间验方。

【组　成】 乌鸡肉 150 克,丝瓜 100 克,鸡内金 15 克,粳米 100 克,食盐少许。

【制　作】 先将乌鸡肉、丝瓜按常法准备好,鸡内金研末,加水和粳米煮粥,至粥熟即可加食盐调味。

【服　法】 每日 1～2 次,温食。

【功　效】 补气益血,活血通经。

【主　治】 气血虚弱型闭经。临床表现为月经由后期量少而渐至停闭，面色苍白，头晕目眩，心悸怔忡，气短懒言，纳少，舌质淡红，苔白，脉细弱。

【按 语】 丝瓜甘平。功能凉血，解毒，除风化痰，通经络，行血脉，消水肿，稀痘疮。主治肠风崩漏，疝痔痈疽，滑肠下乳。老者筋络贯穿，像人经络，故可借其气以引之通经络，行血脉。藤及根中白汁名天罗水，消痰火清内热，治肺痈肺痿神效。

红糖北芪姜枣粥

【出 处】 民间验方。

【组 成】 红糖 100 克，红枣（去核）100 克，生姜（切片）20 克，北黄芪 50 克，粳米 100 克。

【制 作】 先用水煎北黄芪，煎好后滤去药渣，澄清后取药汁入红枣、生姜片并及粳米煮粥。至粥熟即可加红糖。

【服 法】 每日 1～2 次，待冷时或温食。

【功 效】 补气益血，活血通经。

【主 治】 气血虚弱型闭经。临床表现为月经由后期量少而渐至停闭，面色苍白，头晕目眩，心悸怔忡，气短懒言，纳少，舌质淡红，苔白，脉细弱。

【按 语】 连续服用。

丹参鸡蛋粥

【出 处】 民间验方。

【组 成】 丹参 30 克，鸡蛋 2 枚，粳米 100 克。

【制 作】 先将丹参水煎，煎好后滤去药渣，用澄清药汁入粳米煮粥，至粥熟打入鸡蛋，稍煮即可。

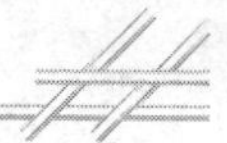

【服　法】 每日1～2次,趁温食。

【功　效】 行气活血,祛瘀通经。

【主　治】 气滞血瘀型闭经。临床表现为月经数月不行,精神抑郁,烦躁易怒,胸胁胀满,少腹胀痛或拒按,舌边紫黯或有瘀点,脉沉弦。

【按　语】 连续服用。丹参又名紫丹参,活血祛瘀,用于血瘀之经闭、癥瘕及疮疡肿痛。配乳香、没药治瘀血留滞的胸胁脘腹疼痛及肢体痛。

桑椹红花粥

【出　处】 民间验方。

【组　成】 桑椹25克,红花5克,鸡血藤20克,粳米100克,米酒适量。

【制　作】 先将桑椹、红花、鸡血藤水煎,煎好后滤去药渣,用澄清药汁入粳米煮粥,至粥熟加入米酒稍煮即可。

【服　法】 每日1～2次,趁温食。

【功　效】 行气活血,祛瘀通经。

【主　治】 气滞血瘀型闭经。临床表现为月经数月不行,精神抑郁,烦躁易怒,胸胁胀满,少腹胀痛或拒按,舌边紫黯或有瘀点,脉沉弦。

【按　语】 连续服用。鸡血藤行血补血,用于血虚月经不调及经闭腹痛。

鸽肉葱姜粥

【出　处】 民间验方。

【组　成】 鸽肉150克,葱姜末20克,猪肉末50克,粳米 100 克，胡椒粉 1 克，料酒 10 毫升，麻油、食盐、味精各适量。

【制　作】 将鸽肉去净骨刺，切块，放入碗内，加猪肉末、葱姜末、料酒及食盐，拌匀备用。粳米淘洗干净，下锅加水 1 000 毫升，煮沸后放进鸽肉等，共煮成粥时调入麻油、味精及胡椒粉即可服用。

【服　法】 每日 1 剂，早晚空腹食。

【功　效】 滋肾补气，祛风解毒，和血悦色。

【主　治】 适用于血虚闭经。

【按　语】 月经期连服 2～3 剂。

当归鸡蛋粥

【出　处】 民间验方。

【组　成】 当归 9 克，鸡蛋 2 个，葱姜末 20 克，粳米 100 克，胡椒粉 1 克，食盐、味精各适量。

【制　作】 将当归洗净，切成片状，水煎取汁，然后加入淘洗干净的粳米煮粥，临熟打入鸡蛋，加葱姜末、食盐、味精及胡椒粉稍煮即可服用。

【服　法】 每日 1 剂，早晚空腹食。

【功　效】 益气补血，调经养容。

【主　治】 适用于血虚气滞型闭经。

【按　语】 月经期连服 2～3 剂。

墨鱼香菇冬笋粥

【出　处】 民间验方。

【组　成】 干墨鱼 1 只，水发香菇、冬笋各 50 克，猪瘦

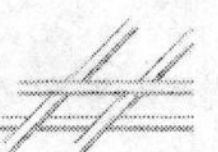

肉、粳米各 100 克，胡椒粉 1 克，料酒 10 毫升，食盐、味精各适量。

【制　作】 墨鱼干去骨，用温水浸泡发涨，洗净，切成丝状；猪肉、香菇、冬笋也分别切成丝，备用。粳米淘洗干净，下锅，加入肉丝、墨鱼、香菇、冬笋、料酒熬至熟烂，最后调入食盐、味精及胡椒粉即可。

【服　法】 每日 1 剂，早晚食用。

【功　效】 补益精气，通调月经，收敛止血，美肤驻颜。

【主　治】 适用于闭经，白带增多，面色无华证。

【按　语】 月经前连服 3～5 剂。

鸡血藤鸡蛋粥

【出　处】 民间验方。

【组　成】 鸡血藤 30 克，鸡蛋 2 个，粳米 100 克，白糖少许。

【制　作】 将粳米洗净，鸡血藤水煎取汁，共煮粥。粥熟后打入鸡蛋，下红糖再煮 5～10 分钟即可。

【服　法】 每日 1 剂，早晚食用。

【功　效】 活血补血，舒筋活络美颜。

【主　治】 适用于闭经，月经不调，贫血，面色苍白等。

【按　语】 月经前连服 3～5 剂。

山药鸡内金粳米粥

【出　处】 民间验方。

【组　成】 山药 25 克，鸡内金 6 克，粳米 100 克，米酒少许。

【制　作】 将山药、鸡内金共研细末。粳米洗净，加水煮粥，粥熟后下山药、鸡内金细末及米酒再煮 5～10 分钟即可。

【服　法】 每日 1 剂，早晚食用。

【功　效】 补益气血，散结通经。

【主　治】 本方适用于气血虚弱之闭经。

【按　语】 连服 3～5 剂。亦有泽肤美颜功效。适用于因身体虚弱引起的闭经。

核桃羊肉粥

【出　处】 民间验方。

【组　成】 净羊肉 100 克，核桃 50 克，红糖 20 克，粳米 100 克，米酒少许。

【制　作】 将核桃壳打碎取仁，羊肉洗净并切丝。将羊肉、粳米煮粥，粥熟后下生核桃仁及红糖、米酒再煮 5～10 分钟即可。

【服　法】 每日 1 剂，早晚食用，每月服用 1 周(7 剂)。

【功　效】 滋补肝肾，活血通经。

【主　治】 闭经，属肝肾不足型，年过十八，尚未行经，体虚腰酸，头晕耳鸣，舌淡苔少。

姜蒜羊肉粥

【出　处】 民间验方。

【组　成】 净羊肉 100 克，嫩生姜 15 克，甜椒 2 个，青蒜苗 25 克，红糖 20 克，粳米 100 克，米酒少许。

【制　作】 将前 4 味食材洗净，切丝。先将羊肉、粳米煮粥，粥熟后下生姜、甜椒、青蒜苗丝及红糖、米酒再煮 5～10 分

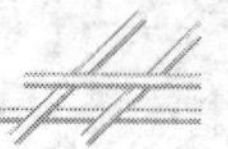

钟即可。

【服　法】 每日1剂,早晚食用,每月服用1周(7剂)。

【功　效】 滋补肾阳,通经。

【主　治】 闭经属肾阳虚弱者,症见月经后期量少逐渐至经闭,腰酸腿软,头晕耳鸣,肢冷畏寒。

参枣鸡粥

【出　处】 经验方。

【组　成】 边条参10克,红枣30克,童子鸡1只,粳米100克。

【制　作】 边条参切片,红枣去核;童子鸡去毛及内脏,洗净切块。先将边条参加水煮汤取汁,滤去药渣后加入粳米、童子鸡及红枣熬粥即可。

【服　法】 每日2次,空腹温服。

【功　效】 止血止痛,健脾益胃。

【主　治】 脾虚型妇女崩中,经血非时而至,崩中继而淋漓,血色淡而质薄,神疲气短,面色苍白,手足不温,胃口欠佳,舌质淡红,苔薄白,脉沉弱。

【按　语】 鸡属巽、属木,其肉甘温。居清高之分,其血乃精华所聚。雄而丹者属阳,功能补虚温中。又有参枣鸡汤:边条参(切片)10克,红枣(去核)30克,童子鸡(去毛及内脏),洗净同入炖盅内,炖至鸡熟烂服用。

石榴党参黄芪粥

【出　处】 经验方。

【组　成】 酸石榴皮50克,党参30克,北黄芪30克,粳米 100 克，蜜糖适量。

【制　作】 先将酸石榴皮、党参、北黄芪水煎，去渣取汁，加入粳米熬粥，临熟，加蜜糖即可。

【服　法】 每日 2 次，空腹温服。

【功　效】 健脾益胃，止血止痛。

【主　治】 脾虚型妇女崩中，经血非时而至，崩中继而淋漓，血色淡而质薄，气短神疲，面色苍白，手足不温，胃口欠佳，舌质淡红，苔薄白，脉沉弱。

【按　语】 月经前每日 1 剂，分 1～2 次服完。

8.痛经(经期腹痛)

妇女在行经前后，或正值经行期间，小腹及腰部疼痛，甚至剧痛难忍，常可伴面色苍白，头面冷汗淋漓，手足厥冷，泛恶呕吐等，并随着月经周期发作，称为痛经，亦称“经行腹痛”。

痛经分为原发性和继发性两种。原发性痛经为生殖器官无明显器质性病变的月经疼痛，又称为功能性痛经，常发生在月经初潮或初潮后不久。据统计，初潮后第一年内发生原发性痛经的占 75%，第二年内发生率占 13%，第三年内发生率为 5%。多见于未婚及未育妇女，往往经生育后痛经缓解或消失。继发性痛经指生殖器官有器质性病变，如子宫内膜异位症、盆腔炎和子宫黏膜下肌瘤等引起的月经疼痛。常发生在 30～40 岁的妇女，多见于已婚或已育妇女。

根据痛经程度可分为 3 度：

(1)轻度：经期或其前后小腹疼痛明显，伴腰部酸痛，但能坚持工作，无全身症状，有时需要服止痛药。

(2)中度：经期或其前后小腹疼痛难忍，伴腰部酸痛，恶心

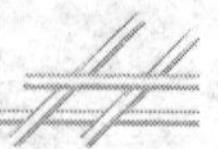

呕吐，四肢不温，用止痛措施疼痛暂缓。

(3)重度：经期或其前后小腹疼痛难忍，坐卧不宁，严重影响工作学习和日常生活，必须卧床休息，伴腰部酸痛，面色苍白，冷汗淋漓，四肢厥冷，呕吐腹泻，或肛门坠胀，采用止痛措施无明显缓解。

牡丹花粥

【出　处】《粥谱》

【原　料】 牡丹花(阴干)6 克(鲜者 10～20 克)，粳米 50 克，白糖适量。

【制　作】 先以米煮粥，待粥一二沸后，加入牡丹花再煮，粥熟后入白糖调匀即可。

【服　法】 空腹服，每日 2 次。

【功　效】 养血调经。

【主　治】 适用于妇女月经不调、经行腹痛。

姜汁薏苡仁粥

【出　处】 民间验方。

【组　成】 干姜 10 克，艾叶 10 克，薏苡仁 30 克，粳米 30 克，粟米 30 克。

【制　作】 先将前 2 味药水煎取汁，再将薏苡仁、粳米、粟米加水共煮粥，临粥熟时加入姜艾汁同煮至熟即可。

【服　法】 每日服 2 次。

【功　效】 温经、化瘀、散寒、除湿及润肤。

【主　治】 适用于寒湿凝滞型痛经。

【按　语】 母姜晒干者为干姜，炮姜为黑姜。干姜味辛苦性大热。功能温经止血，止呕消痰，去脏腑沉寒痼冷。并能去恶生新，使阳生阴长，故吐下血，有阴无阳者宜之。亦能作引血药，入气分而生血，故血虚发热，产后大热者宜之。多用损阴耗气，孕妇忌之。

羊肉粥

【出　处】 民间验方。

【组　成】 鲜羊肉 100 克，乌鸡肉 100 克，大米 100 克，葱、姜、食盐各适量。

【制　作】 将羊肉与鸡肉洗净、切片，与大米、葱、姜、食盐常法熬粥，至羊肉熟烂即可。

【服　法】 每日早晨食 1 次。

【功　效】 补气，养血，止痛。

【主　治】 适用于气血亏虚，阳虚型痛经。

【按　语】 ①凡外感时疾病或内有宿热之忌食。②冬季服食尤宜。

珠玉粥

【出　处】 民间验方。

【组　成】 生山药 100 克，生薏苡仁 100 克，龙眼肉 15 克，粳米 100 克。

【制　作】 先将薏苡仁和粳米煮熟，再将去皮捣碎的生山药和龙眼肉放入同煮为粥即可。

【服　法】 日食 1～2 次。

【功　效】 健脾益气，双补心脾，补血悦色，润肤美容。

【主　治】 痛经。

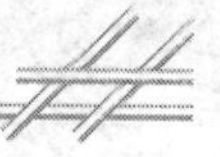

【按　语】 月经期食用,可助气血恢复。

吴茱萸粥

【出　处】《食医心镜》

【组　成】 吴茱萸 0.5 克,粳米 100 克,生姜、葱白各少量。

【制　作】 将吴茱萸研为细末备用。先用粳米煮粥,待米熟后下入吴茱萸末及生姜、葱白,同煮为粥即可。

【服　法】 每日 1～2 次,空腹温服。

【功　效】 补脾暖胃,温中散寒,止痛止吐。

【主　治】 适用于虚寒型痛经及脘腹冷痛,呕逆吐酸。

【按　语】 用量不宜过大,宜从小剂量开始。一切热证、实证及阴虚火旺的病人忌服。

艾叶粥

【出　处】 民间方。

【原　料】 干艾叶 15 克(鲜者 30 克),南粳米 50 克,红糖适量。

【制　作】 艾叶加水煎取浓汁去渣,与粳米、红糖加水煮为稠粥即可。

【服　法】 月经过后 3 天服,月经来前 3 天停。每日 2 次,早晚温热服。

【功　效】 温经止血,散寒止痛。

【主　治】 适用于妇女虚寒性痛经、月经不调,小腹冷痛等。

【按　语】 凡阴虚血热者不宜服用。

玫瑰花粥

【出　处】 民间验方。

【组　成】 玫瑰花 5 朵，粳米 100 克，樱桃 10 枚，白糖适量。

【制　作】 先将未全开的玫瑰花采下，轻轻撕下花瓣，用清水漂洗干净。粳米淘洗常法煮成稀粥，加入玫瑰花、樱桃、白糖稍煮即可。

【服　法】 日食 1～2 次。

【功　效】 利气行血，散瘀止痛。

【主　治】 痛经，带下病等。

【按　语】 本药膳红白相间，酸甜可口，色味诱人，是保健药膳中深受欢迎的佳品。

益母草香附鸡粥

【出　处】 民间验方。

【组　成】 益母草、香附各 15 克，鸡肉 250 克，葱白 5 根，粳米 100 克，粟米 100 克。

【制　作】 先将益母草、香附加水煮取药汁，滤去渣后，加入粟米与鸡肉同煮粥；再将葱白拍烂，临粥熟鸡烂时加入即可。

【服　法】 每日 1～2 次服食。

【功　效】 通经、止痛经、补血、悦色、润肤美容。

【主　治】 痛经。

【按　语】 另有，延胡索益母草煮鸡蛋：延胡索 20 克，益母草 50 克，鸡蛋 2 个。将 3 味加水同煮，待鸡蛋熟后去壳，再

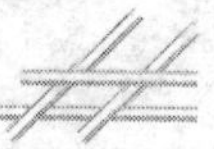

放回锅中煮 20 分钟左右即可饮汤，吃鸡蛋。

山楂葵子红糖粥

【出　处】 民间验方。

【组　成】 山楂、向日葵子仁各 50 克，红糖 100 克，粳米 100 克。

【制　作】 以上用料一齐放入锅中，加水适量同煮粥，粥熟即可。

【服　法】 每日 1～2 次服食。

【功　效】 补中益气，健脾益胃，和血悦色。

【主　治】 适用于气血两虚型痛经。并适用于润肤美容，光艳皮肤。

【按　语】 宜在月经来潮前 3～5 日食用，止痛、美容效果更佳。还有验方：山楂 30 克，向日葵子 15 克，红糖 60 克。将山楂、向日葵子烤焦后研末，加红糖分 2 次冲服，每日早晚各 1 次，于经前 1～2 日开始服或经来即服。每月经周期服 2 剂，连用1～2 个月。活血化瘀，收敛镇痛，补中益气。适用于气血虚弱型痛经。

当归生姜羊肉粥

【出　处】 民间验方。

【组　成】 羊肉 500 克，当归 60 克，黄芪 30 克，生姜 5 片，粟米 100 克。

【制　作】 先将当归、黄芪、生姜用纱布包好，加水煮取药汁，滤去渣后，加入粟米与羊肉和适量水同煮粥。临粥熟加食盐及调味品即可。

【服　法】 每日1～2次服食。

【功　效】 益气养血，通经止痛。

【主　治】 适用于气血虚弱型痛经。

【按　语】 本粥源于张仲景《伤寒论》当归生姜羊肉汤。

山楂桂枝红糖粥

【出　处】 民间验方。

【组　成】 山楂肉15克，桂枝5克，红糖30～50克，粳米100克。

【制　作】 先将山楂肉、桂枝放入瓦煲内，加清水2碗，入米煮粥，待用文火煎剩1碗时，加入红糖，调匀，煮沸即可。

【服　法】 每日1～2次，温服。

【功　效】 温经通脉，化瘀止痛。

【主　治】 适用于妇女寒性痛经及面色无华者，并治癥瘕积聚。

【按　语】 脾胃虚弱较甚者慎用。月经前每日1剂。

姜桂良姜粥

【出　处】 民间验方。

【组　成】 生姜30克，红枣10个，高良姜15克，粳米50克。

【制　作】 先将生姜、高良姜煎煮2次，每次沸后20分钟，合并药汁，与粳米、红枣共同煮粥即可。

【服　法】 日食1～2次。

【功　效】 温经散寒，止痛。

【主　治】 寒凝气滞痛经，经前或经后小腹胀痛，伴胸胁

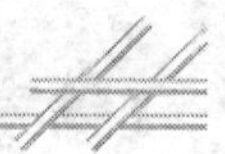

乳胀者。

【按　语】 连服5～7天。高良姜辛热,功能暖胃散寒,消食醒酒。主治胃脘冷痛,霍乱泻痢,吐恶噎嗝,瘴疟冷癖。肺胃热者忌之。

参芪阿胶粥

【出　处】 民间验方。

【组　成】 党参、炙黄芪各15克,阿胶30克,粳米50克,冰糖适量。

【制　作】 先将党参、黄芪用纱布包好与适量水煮20分钟后,捡出纱包,下粳米共同煮粥,待粥将好时下冰糖再煮5～10分钟即可。将阿胶烊化,以粳米粥调服。

【服　法】 每日1次,连服5～7天,调治3个月经周期。

【功　效】 养血滋阴,补精益髓。

【主　治】 血气虚弱痛经,小腹绵绵作痛,得按则减,少气乏力,经色淡、质清稀者。

【按　语】 黄明胶甘平功与阿胶相近,亦可代用。用葱白煮粥,通大便。李时珍曰:真阿胶难得,牛皮胶亦可权用,其性味皆平补,宜于虚热之人。

9.倒经

月经,是性成熟妇女生理表现的主要特征,是在内分泌系统的周期性调节下,子宫内膜发生周期性变化而出现的周期性子宫出血,属于正常生理现象。倒经,是指妇女于经行前后两三天内或正值经期,就会出现有规律的、同期性的鼻出血,有的还会伴有呕血、外耳道流血、眼结膜出血、便血等,现代医学称为“代偿性月经”或“替代性月经”。此种现象若反复发作不愈,往往会导致月经周期紊乱,严重者会引起贫血症而影响身体健康。这种现象一般来说是由精神因素引起的。在月经期间,尤其是初潮时一定要保持精神稳定,避免受凉,少食一些辛辣食物,以预防月经期间鼻出血或呕血。

中医学将该病称为“倒经”“经行吐衄”“逆经”,认为火热气逆、热伤经络是发生本病的主要机制,而伴随月经周期性发作又与经期冲气偏盛和患者体质有密切关系。中医学认为,妇女经前或经期气血汇聚冲脉,血海盛实,冲气较盛,若患者平素情志不畅,肝经郁火,或肺肾阴虚,虚火上炎,或平素嗜食辛辣燥热,胃中伏火上攻,均可扰及冲脉,导致“冲之得热,血必妄行”,则血逆上溢而发为吐衄。根据倒经的临床所见,一般分为肝经郁火、肺肾阴虚、胃火炽盛3种证型辨证施治。

(1)肝经郁火型:患者表现为经前或经期口鼻出血,量较多,色红,有块,伴有心烦易怒,头昏耳鸣,目赤口渴,或乳胁胀痛,经期常提前,月经量少,舌红苔黄,脉弦数等。治宜疏肝清热,引血下行。

(2)肺肾阴虚型:患者表现为经将净或经净后鼻出血或呕血,血量少,色鲜红,伴有头晕眼花、潮热颧红、五心烦热、口燥咽干、腰膝酸软、干咳无痰、形体消瘦等症,月经多见提前且量少,舌红少津,脉细数。治宜滋阴清热,降逆止血。

(3)胃火炽盛型:患者表现为经前或经期呕血、鼻出血、便血,量较多且鲜红,伴有渴思饮、胸中烦热、口气臭秽、牙龈肿痛、咽干口燥、小便短赤、大便秘结,舌红苔黄,脉洪数等。治宜清胃泻火,引血下行。

倒经中医辨证施粥调治可选用以下粥方。

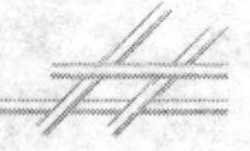

韭菜根牛膝粥

【出　处】民间验方。

【组　成】韭菜根20克，牛膝10克，粳米50克，冰糖适量。

【制　作】将韭菜根、牛膝用纱布包好与适量水煮20分钟后，捡出纱包，下粳米煮粥，待粥将好时，下冰糖再煮5～10分钟即可。

【服　法】每日2～3次，空腹温服。

【功　效】养血活血，引血下行。

【主　治】倒经。

【按　语】此病多因肝郁化火犯肺，或阴虚肺热，络脉损伤，血随火动上逆所致。肝火犯肺者，兼见急躁易怒，头痛胁疼，口苦咽干，心烦等症。阴虚者，兼见午后潮热，咳嗽颧红，手足心热等症。有验方：韭菜根头适量，捣烂取汁，童便冲服，治疗倒经。

韭 菜 粥

【出　处】《食医心镜》

【组　成】韭菜25克，粳米100克。

【制　作】将韭菜择净，洗过，切碎，和粳米煮粥。

【服　法】每日2～3次，空腹温服。

【功　效】温中行气，散血解毒。

【主　治】倒经，呕血，鼻衄，尿血，痢疾，消渴，脱肛，反胃呕吐，误吞硬币、异物。

【按　语】①阴虚内热及疮疡、目疾者忌食。②误吞硬币、异物食韭菜叶粥时，韭菜切为寸许长，不能过短、过碎。每年春色正浓的时候，先向人们报到的是春韭。韭菜，是春季营养丰富的细菜。它既可炒菜做汤，也可做包子、馅饼、饺子的菜馅。它含有蛋白质、脂肪、糖类、纤维素、无机盐，以及维生素A、B族维生素、维生素C等多种营养物质。但是，现代医学研究证明，韭菜对子宫有明显的兴奋作用，如果孕妇食用，很容易导致胎动不安，或导致流产。所以，春季孕妇忌食韭菜。

牛膝鲜墨旱莲粥

【出　处】 民间验方。

【组　成】 牛膝20克，鲜墨旱莲25克，粳米50克，冰糖适量。

【制　作】 将牛膝、鲜墨旱莲用纱布包好与适量水煮20分钟后，捡出纱包，下粳米煮粥，待粥将好时，下冰糖再煮5～10分钟即可。

【服　法】 每日2～3次，空腹温服。

【功　效】 养血滋阴，引血下行。

【主　治】 倒经，症见头昏微热，面红目赤，腰背酸痛或腹痛。

【按　语】 月经前每日1剂。

10.经期感冒

感冒即上呼吸道感染，俗称伤风，是最常见的疾病。月经虽是妇女的正常生理现象，但在行经期间对身体也有一定的影响，如有的妇女出现周期性的经期感冒，很明显这是与月经

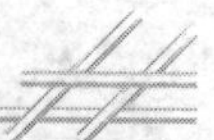

有关的病理表现。经期感冒，即在月经来潮前或经期发生感冒，在月经来潮前后或经行之际，出现恶寒发热，头痛，喷嚏，鼻塞流涕，周身酸痛等症状，呈周期性发作者，称为“经行感冒”。若偶尔一次于经期感冒，当另作别论。病程较一般感冒为长，并可随行经结束而逐渐自愈，下月月经来潮，感冒随即再现，与月经周期关系密切。

粱米淡粥

【出　处】《饮膳正要》

【组　成】青粱米 100 克。

【制　作】取青粱米（或黄粱米、白粱米）淘洗干净，加水煮粥。不得加盐。

【服　法】每日 1～2 次，空腹温食。

【功　效】补中益气。

【主　治】感冒发热后烦渴引饮，泄泻及日常粥养。

【按　语】亦可滤取粥汁饮。

生姜粥

【出　处】《太平圣惠方》

【组　成】生姜 20 克，白面 50 克。

【制　作】先将生姜用湿纸包裹七重，入热灰中煨熟，然后将姜切成细丝，用白面拌和，加水煮作粥。

【服　法】空腹热食，每日 2～3 次。

【功　效】发表散寒，止呕除痰。

【主　治】感冒风寒，发热头痛，咳嗽痰多，恶心呕吐，大便泄泻，厌食症。

【按　语】 ①阴虚内热者禁用。②白面可代以粳米 100 克煮粥。

拨　粥

【出　处】《普济方》

【组　成】 生姜 20 克,白面 50 克。

【制　作】 先将生姜刮去表皮,捣绞取汁,酌加水后,倒入白面和匀,然后用筷子拨入沸汤内煮熟,即成拨粥。

【服　法】 每日 1～2 次,空腹温食。

【功　效】 辛温解表,疏风散寒。

【主　治】 外感风寒,咳嗽头痛,恶寒发热,肌肉酸痛,赤白痢疾,恶心,反酸水,胃痛。

【按　语】 ①外感风热者忌食。②生姜最好选用母姜。

神仙粥

【出　处】《戒庵漫笔》

【组　成】 生姜 3 克,葱白 5 茎,糯米 100 克,米醋 5～7 毫升。

【制　作】 先将糯米淘洗干净,与生姜同入砂锅内,加水煮至半熟,再入葱白,待粥临熟时,加米醋搅匀,稍煮即可。

【服　法】 每日 2～3 次,温食。

【功　效】 疏风散寒,辛温解表。

【主　治】 伤风感冒,发热恶寒,头痛鼻塞,咳嗽流涕,全身酸楚,以及胃寒呕吐、恶心,不思饮食。

【按　语】 服粥后应盖被静卧,避风寒,以微汗为佳。

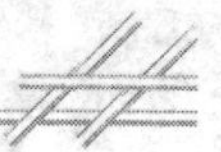

葱豉粥

【出　处】《太平圣惠方》

【组　成】葱白5茎,淡豆豉25克,粳米100克。

【制　作】将淡豆豉用冷水洗净;葱白洗净并切碎。粳米加水煮粥,待粥煮至半熟时加入淡豆豉及葱同煮至粥熟即可。

【服　法】每日2～3次,空腹温食。

【功　效】发表通阳。

【主　治】风寒感冒,发热恶寒,头痛鼻塞,腹痛泄泻,虫积腹痛便秘。

【按　语】①表虚多汗之忌食。②治感冒宜在食粥后避风静卧,盖被取微汗。

苏叶粥

【出　处】《老老恒言》

【组　成】紫苏叶6克,粳米100克。

【制　作】先将粳米煮粥,紫苏叶加水煎至沸后10分钟滤渣取汁,待粥熟后,倒入紫苏叶汁,再煮一二沸即成。

【服　法】温服,每日2～3次。

【功　效】发散风寒,理气和营。

【主　治】感冒风寒,恶寒发热,咳嗽气喘,胸膈胀闷,并解鱼蟹毒。

【按　语】患温热病及属表虚之忌食。

胡椒粥

【出　处】《本草纲目》

【组　成】胡椒粉4克，粳米100克。

【制　作】将淘洗干净的粳米加适量水，用文火熬至粥成，加入胡椒粉及少许调味品再熬至粥稠即可。

【服　法】每日2次，温服。

【功　效】温中下气，和胃止呕。

【主　治】风寒感冒，胃寒呕吐，大便稀溏。

【按　语】阴虚火旺者忌食此粥。

防风粥

【出　处】《千金月令》

【组　成】防风6克，粳米100克。

【制　作】先将防风加水煮取药汁，滤去渣后加米煮粥即可。

【服　法】每日1～2次，空腹温服。

【功　效】发表祛风，胜湿止痛。

【主　治】外感风寒，头痛，发热，鼻塞，风寒湿痹，骨节酸痛，四肢挛急。

【按　语】血虚痉急及不因风邪所致之头痛者忌食。

桑叶粥

【出　处】经验方。

【组　成】冬桑叶10克，粳米100克。

【制　作】将冬桑叶水煎取汁，滤去渣后于粳米粥临熟

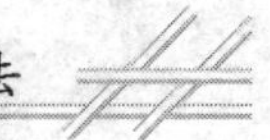

时加入,再煮数沸即可。

【服　法】 每日 2～3 次,温服。

【功　效】 祛风清热。

【主　治】 外感风热,发热头痛,目赤口渴,肺热咳嗽,麻疹,风疹。

【按　语】 外感风寒,发热恶寒,头痛咳嗽忌食。

薄荷粥

【出　处】《医余录》

【组　成】 薄荷 10 克,粳米 100 克。

【制　作】 将薄荷用水煎取汁,滤去渣后,待粥临熟时兑入,再煮一二沸即可。

【服　法】 每日 2～3 次,温食。

【功　效】 疏风清热,辛凉解表。

【主　治】 外感风热,头痛,目赤,咽喉肿痛,食滞气胀,口疮,瘾疹(荨麻疹)。

【按　语】 ①薄荷不宜久煎,否则效果降低。②阴虚血燥,肝阳偏亢及表虚多汗之忌食。③薄荷粥亦可先取新鲜薄荷 30 克,或干薄荷 15 克,煎汤取汁备用。再取 100 克大米煮成粥,待粥将熟时加入薄荷汤及适量冰糖,煮沸一会儿即可。此粥具有清热解暑,疏风散热,清利咽喉的功效。薄荷性味辛凉,气味清香,很是可口。

藿香粥

【出　处】《医余录》

【组　成】 藿香 15 克,粳米 100 克。

【制　作】 取藿香用水煎汁，去渣后于粥临熟时兑入，再煮数沸，或用新鲜藿香15克，绞取汁，在粳米粥临熟时兑入，再煮数沸即可。

【服　法】 每日1～2次，趁温或待凉后食。

【功　效】 和中祛湿，解暑辟秽。

【主　治】 感冒(暑湿)，恶寒发热，头痛，胸脘痞闷，呕吐泄泻，口臭，牙疳溃烂。

【按　语】 阴虚火旺及胃弱欲呕之忌食。

三和饮子

【出　处】《圣济总录》

【组　成】 生姜15克，糯米100克，蜂蜜30克。

【制　作】 生姜切片，捣碎，榨取姜汁。将糯米加水1 000毫升煮至粥熟，滤取粥汁，然后加生姜汁及蜂蜜，调和均匀。

【服　法】 不拘时候饮服。

【功　效】 发散风寒，生津止渴。

【主　治】 外感风寒，发热口渴，食少纳呆。

【按　语】 大便泄泻者慎用。

芦根饮子

【出　处】《养老奉亲书》

【组　成】 芦根30克，粟米100克。

【制　作】 将芦根洗净，切碎，与粟米同煮，待米半熟(即米煮至开花)时滤取汤汁即可。

【服　法】 口渴即饮，不拘次数。

【功　效】 清热生津。

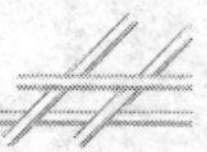

【主　治】 感冒发热，热病伤津，口渴引饮，尿赤涩，消渴等症。

【按　语】 ①应多煎取汤汁。②脾胃虚寒之忌服。

11. 经期咳嗽

月经来潮前后或值经期出现咳嗽，呈周期性发作者，称为“经行咳嗽”。本病多由脏腑功能失调所致，当然也有不少是因为经期抵抗力降低，外感风寒暑湿之邪所致。在经期应用药粥调治，不良反应较少，不失为一种稳妥的选择。

经期咳嗽中医辨证施粥调治可以选用下列粥方。

芥菜粥

【出　处】《本草纲目》

【组　成】 芥菜100克，粳米100克，植物油、食盐各适量。

【制　作】 先将粳米加水煮粥，再将芥菜洗净，切碎，用植物油、食盐略炒。待粥快熟时，入芥菜同煮至粥熟。

【服　法】 每日1～2次，饥时温食。

【功　效】 宣肺豁痰，温中利气。

【主　治】 寒痰内盛，咳嗽痰滞，胸膈满闷。

【按　语】 凡患疮疡、痔疮、便血及平素热盛者忌用。

梨渴粥

【出　处】《太平圣惠方》

【组　成】 梨3枚，粳米100克。

【制　作】 将梨切碎，加水煎取汁，去渣后入米煮粥即可。

【服　法】每日2～3次，或渴即饮。

【功　效】生津润燥，清热化痰。

【主　治】热咳，痰黄稠黏，热病伤津，烦渴引饮，消渴，便秘，痔热。

【按　语】脾虚便泄或患寒咳之忌食，出痘后亦忌食。

贝母粥

【出　处】《资行录》

【组　成】贝母（研极细末）5克，粳米100克。

【制　作】将粳米加水煮粥，待粥熟后兑入贝母，搅匀，再煮一二沸即可。

【服　法】每日2～3次，空腹温服。

【功　效】止咳化痰，润肺散结。

【主　治】咳嗽，痨瘵咯血，肺痿，肺痈，瘰疬，咳嗽，肺炎，气管炎。

【按　语】①贝母有川贝母、浙贝母之分，川贝母化痰止咳效佳，浙贝母软坚散结力强，可据证选用。②脾胃虚寒及有湿痰者慎用。

白前粥

【出　处】经验方。

【组　成】白前6克，粳米100克。

【制　作】将白前水煎取汁，去渣后入粳米煮粥。

【服　法】每日1～2次，温服。

【功　效】泻肺降气，祛痰止嗽。

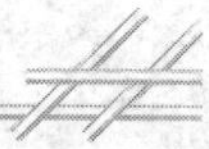

【主　治】 肺实喘满，咳嗽多痰，或喉间痰鸣漉漉，支气管炎，肺炎。

【按　语】 由肾气亏虚及肺气亏虚所致的咳嗽气喘禁用。

白芥子粥

【出　处】 民间经验方。

【组　成】 白芥子5克，粳米100克。

【制　作】 将白芥子水捣，绞取汁，待粥煮至半熟时加入，再煮至熟即可。

【服　法】 每日2～3次，温服。

【功　效】 利气豁痰，温中散寒，通络止痛。

【主　治】 咳嗽气喘，胸闷息粗，喉间痰鸣；支气管炎、肺炎所致痰涎壅盛；麻痹症后遗症由痰阻经络所致肢体瘫痪，痿软无力。

【按　语】 肺虚咳嗽及阴虚火旺之忌食。

竹沥粥

【出　处】《圣济总录》

【组　成】 竹沥10毫升，粟米100克。

【制　作】 先将粟米加水煮粥，临熟时，兑入竹沥，搅匀再煮一二沸即可。

【服　法】 每日2～3次，口渴即饮粥汁。

【功　效】 清热滑痰，镇惊利窍。

【主　治】 肺热痰壅，惊风，癫痫，壮热烦渴，支气管炎，肺炎。

【按　语】 寒咳及脾虚便溏者忌服。

葶苈子粥

【出　处】 经验方。

【组　成】 甜葶苈子 5 克，粳米 100 克。

【制　作】 先将葶苈子拣去杂质，文火炒至微香，放凉后加水煎汁，去渣，入米煮粥，酌加白糖搅匀即可。

【服　法】 每日 2～3 次，温食。

【功　效】 下气化痰，行水消肿。

【主　治】 肺炎，支气管炎，咳嗽痰多，气壅喘急，或下肢水肿，全身水肿。

【按　语】 ①煮粥宜用甜葶苈子（华东葶苈子），而忌用北葶苈子（苦葶苈）。②肺虚咳嗽，脾虚水肿者忌食。

三子化痰粥

【出　处】 经验方。

【组　成】 甜葶苈子 5 克，莱菔子 5 克，白芥子 5 克，粳米 100 克，白糖 10 克。

【制　作】 先将葶苈子、莱菔子、白芥子拣去杂质，再用文火炒至微香，放凉后加水煎汁，去渣，入米煮粥，酌加白糖搅匀即可。

【服　法】 每日 2～3 次，温食。

【功　效】 下气化痰。

【主　治】 肺炎，咳嗽痰多，气壅喘急。

【按　语】 ①本方为古方“三子养亲汤”脱胚而成。改汤为粥，不仅药味减轻，而且畏惧服药的心理得到平抚安慰而容

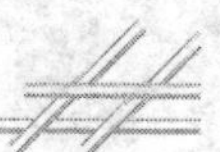

易接受，不妨一试。

白果粥

【出　处】《粥谱》

【组　成】白果 5 克，粳米 100 克。

【制　作】将白果打碎去壳，取白果仁与粳米同煮粥即可。

【服　法】每日 1～2 次，温服。

【功　效】敛肺气，定喘嗽，缩小便。

【主　治】支气管哮喘或哮喘性支气管炎，痰嗽气促，小便频数，遗尿，童子痨。

【按　语】有实邪之忌食。

苏子粥

【出　处】《本草纲目》

【组　成】紫苏子 5 克，粳米 100 克。

【制　作】先将紫苏子微炒，加水煎取汁液，滤去渣，入粳米煮粥即可。

【服　法】每日 1～3 次，温服。

【功　效】下气消痰，润肺宽肠。

【主　治】感冒风寒，咳逆气喘，痰鸣漉漉，气滞，大便秘结。

【按　语】气虚久咳，阴虚喘逆及脾虚泄泻之忌食。

白果杏仁粥

【出　处】经验方。

【组　成】 粳米100克，白果12克，杏仁10克。

【制　作】 将洗净的粳米加水适量，用武火煮沸后改文火熬稠，再加入去皮、去心捣碎的白果肉，以及少许调味品煮沸数分钟即可。

【服　法】 每日2次，温服。

【功　效】 敛肺定喘，止咳。

【主　治】 肺炎喘嗽，咳嗽。

【按　语】 阴虚血分有热、发热咳嗽者禁用。

杏仁饮

【出　处】《养老奉亲书》

【组　成】 杏仁10克，粳米150克。

【制　作】 将杏仁捣碎，与粳米加水煮至米开花后，滤取米饮。

【服　法】 每日3～5次，温服。

【功　效】 祛痰止咳，平喘，润肠。

【主　治】 外感风寒咳嗽，气喘，喉间痰鸣漉漉，肠燥秘结。

【按　语】 ①应多加水煎煮。②阴虚咳嗽及大便泄泻者忌饮。

枇杷粥

【出　处】 经验方。

【组　成】 枇杷5～7枚，粳米100克。

【制　作】 将粳米淘净加水煮粥，待粥至半熟加枇杷煮至粥熟，去枇杷果之核仁即可。

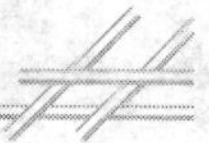

【服　法】 每日 2～3 次，温食。

【功　效】 润肺下气，止渴。

【主　治】 肺热咳嗽，咽干口渴，饮食乏味，呕逆。

【按　语】 脾虚滑泄及痰湿壅盛之忌食。

枇杷叶粥

【出　处】《枕中记》

【组　成】 枇杷叶 15 克，粳米 100 克。

【制　作】 将枇杷叶水煎取汁，去渣后代水与粳米煮粥即可。

【服　法】 每日 2～3 次，温食。

【功　效】 清肺和胃，降气化痰。

【主　治】 肺热咳嗽，咯血鼻衄，胃热呕吐，声音嘶哑。

【按　语】 脾虚滑泄及痰湿壅盛之忌食。

莱菔子粥

【出　处】《寿世青编》

【组　成】 莱菔子 10 克，粳米 100 克。

【制　作】 将莱菔子洗净，晾干，用文火炒至微鼓起，有香气后，捣碎，与米加水同煮为粥即可。

【服　法】 每日 2～3 次，温服。

【功　效】 下气定喘，消食化痰。

【主　治】 支气管炎，肺炎，咳嗽痰喘，消化不良，食滞食积，胸闷腹胀，下痢后重。

【按　语】 凡气虚之忌食。

桂心粥

【出　处】《食医心镜》

【组　成】 肉桂心3克，茯苓5克，桑白皮8克，粳米100克。

【制　作】 先将肉桂心、茯苓、桑白皮加水煎汁，去渣后入米煮粥。

【服　法】 每日1～2次，温服。

【功　效】 温运脾阳，化湿利气。

【主　治】 经期咳嗽，痰多胸闷，饮食不下。

【按　语】 凡实热证及风热痰气壅盛之慎用。

甜杏川贝猪肺粥

【出　处】 民间验方。

【组　成】 甜杏仁15克，川贝母9克，猪肺250克，粳米100克。

【制　作】 先洗净猪肺，尤其注意洗净猪肺气管中之泡沫，然后切成片状，与甜仁、川贝母、粳米一起放在铁锅里用文火煮粥，至猪肺透熟即可。

【服　法】 每日1～2次，温服。

【功　效】 止逆化痰，润肺止咳。

【主　治】 经期咳嗽，痰多胸闷，饮食不下。

【按　语】 一般服3～5次见效。

12.月经疹

月经疹是指在月经期前后或经行期，全身皮肤出现大小不等的丘疹，甚或数个融合成片，瘙痒难忍，并随月经周期发作和消失。此病临床常见，不同程度地影响妇女的正常工作和生活。现代医学认为，月经疹的发生主要与女性性腺内分泌功能失调有关。女性每逢月经来潮时，在面部、躯干和四肢出现皮疹、风团，常被认为是一般的皮肤过敏，然而服用抗过敏药物并不见效。这种与月经“同步”的疹子，医学上称之为“月经疹”。

每逢月经来潮前 2～3 天皮肤瘙痒，出现疱疹、红斑或发生紫癜等。皮疹多发生于颜面、胸前、后背及四肢等部位，随着月经结束，皮疹和瘙痒症状便不治而愈。

月经疹虽与一般的皮疹近似，但治疗与之有异，在本病的辨证治疗中，应注意顾护女性的生理特点，不可过用寒凉、破瘀、驱风之剂，以免引起月经失调等。

月经疹中医辨证施粥调治可以选用下列粥方。

牛膝叶粥

【出　处】《太平圣惠方》

【组　成】牛膝叶 50 克，粳米 100 克。

【制　作】将牛膝叶细切，水煎取汁，入粳米煮粥，熟后酌加盐、酱调味即可。

【服　法】空腹日食 1～2 次。

【功　效】散瘀血，消痈肿，祛风湿，壮腰膝。

【主　治】口舌生疮，溲溺不利，尿道疼痛，乳蛾，喉痹，白喉，脚弱行迟，麻木。

【按　语】①用牛膝（根）代牛膝叶效果更佳。②凡中气下陷，下元不固，脾虚泄泻者忌食。

葛粉皮蛋粥

【出　处】 民间验方。

【组　成】 葛粉25克,皮蛋1枚。

【制　作】 先将葛粉用冷水调匀,并将皮蛋去壳后捏碎。待锅中水沸后入葛粉,不停搅动,并入皮蛋细末,仅二三沸即成粥。

【服　法】 每日1～2次,随意食。

【功　效】 生津止渴,清热除烦。

【主　治】 口疮,舌烂,咽喉肿痛,牙齿疼痛,口渴引饮,子烦。

【按　语】 葛粉乃葛根经水磨而澄取的淀粉,须择真品(市售常有掺假者)。

牛 蒡 粥

【出　处】《太平圣惠方》

【组　成】 牛蒡根100克,粳米100克。

【制　作】 先将牛蒡根捣绞取汁30毫升,然后将粳米加水煮粥,待粥临熟时加牛蒡根汁,再煮数沸即可。

【服　法】 饥时温服,每日1～2次。

【功　效】 祛风热,消肿毒。

【主　治】 口疮,舌糜,咽喉肿痛,乳蛾,牙痛,目赤疼痛,脏腑积热。

【按　语】 ①如无牛蒡根,可用牛蒡子10克代替。②脾胃虚寒及虚火所致口疮舌糜,牙痛者忌食。牛蒡子辛平。有润肺,解热散结,除风,利咽膈,理痰嗽,消斑疹,利二便,以及

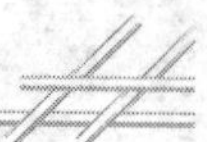

行十二经，散诸肿疮疡之毒，利腰膝凝滞之气的功效。

栀子蝉蜕粥

【出　处】 民间验方。

【组　成】 栀子仁 2 克，蝉蜕 5 克，粳米 100 克。

【制　作】 将栀子仁、蝉蜕研为细末，待粳米粥临熟时加入，再煮数沸即可。

【服　法】 每日 2～3 次，温服。

【功　效】 清热泻火，凉血祛风。

【主　治】 月经疹。兼治产后虚烦不眠，目赤，尿血，鼻衄，口疮，心烦。

【按　语】 脾虚便溏的忌食。栀子苦寒。功能泻心肺之邪热，从小便出，平三焦郁火。主治心烦懊侬不眠，五黄，五淋，亡血，津枯。

萝卜鲜藕荸荠番茄西瓜粥

【出　处】 民间验方。

【组　成】 生地黄 25 克，萝卜、鲜藕、荸荠、番茄、西瓜各 100 克，粳米 50 克，冰糖适量。

【制　作】 先将生地黄水煎取汁，滤去渣，澄清后入粳米煮粥，临熟加入萝卜、鲜藕、荸荠、番茄、西瓜诸汁及冰糖稍煮即可。

【服　法】 每日 1～2 次，待冷时或温食。

【功　效】 清热泻脾。

【主　治】 可用于心脾积热，主要表现为口唇、牙龈或舌上溃疡或疱疹，疼痛重，甚至不能进食，伴烦躁、流涎、大便干结等症者。

【按　语】 疱疹缓解期长期应用，可减少复发。莲藕具有多种营养素，含淀粉、蛋白质、维生素C等。莲藕生食能凉血散瘀、熟食则补心益胃，具有滋阴养血的功能。与红枣同食，则可补血养血；煨肉食可治脾胃之虚。

太子参莲子冰糖粥

【出　处】 民间验方。

【组　成】 太子参20克，莲子30克，冰糖30克，粳米50克。

【制　作】 先将太子参用水煎取汁，滤去渣，澄清后入莲子、粳米煮粥，临熟加入冰糖稍煮即可。

【服　法】 每日1～2次，待冷时或温食。

【功　效】 养阴清热。

【主　治】 可用于虚火上炎，口疮反复发作，口疮数量少，疼痛较轻，伴口干咽燥、午后潮热者。

【按　语】 疱疹缓解期长期应用，可减少复发。

薏仁野菊花粥

【出　处】 民间验方。

【组　成】 薏苡仁50克，野菊花30克，红糖30克，粳米50克。

【制　作】 先将野菊花用水煎取汁，滤去渣，澄清后入薏苡仁、红糖、粳米煮粥。

【服　法】 每日1～2次，待冷时或温食。

【功　效】 健脾利湿，清热解毒。

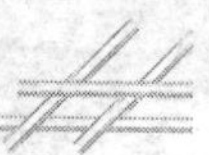

【主　治】 用于阴部疱疹缓解期，长期应用可减少复发。

【按　语】 菊花有野生、家种之分，这里用的是野菊花，清热解毒力更强。

13.经期水肿

月经期间或前后肢体、面目发生肿胀者称为经期水肿，为经期常见现象，多在经后自行消失。现代科学称为经前期综合征。

经期水肿中医辨证施粥调治可以选用下列粥方。

木通粥

【出　处】《太平圣惠方》

【组　成】 木通6克，粳米100克。

【制　作】 先以水煎木通，取汁代水，入粳米煮粥即可。

【服　法】 早晚饥时各食1次。

【功　效】 泻火行水。

【主　治】 小溲赤涩，淋浊，心烦夜啼，经期口疮，口糜。

【按　语】 ①内无湿热，或津亏，气弱，尿频者忌服。②可加红糖调味。

14.经前期紧张综合征

在月经来潮前几天出现精神不安定，情绪焦虑不安，容易发脾气，乳房或乳头胀痛，面浮肢肿，厌食，情绪波动，易怒，失眠，头痛等症状，到月经来潮后，这些症状会逐渐减轻或消失，医学上把这种现象称为经前期紧张综合征，少女容易发生。此外，平时情绪紧张、急躁、忧郁的人也易发生经前期紧张综合征。其发病原因不全清楚，多数学者认为，经前期紧张综合征与体内雌激素/孕激素的比值升高有关，体内雌激素过多或相对过多，致使体内水钠潴留而出现水肿、头痛等症状；黄体期孕激素不足，雌、孕激素比例失调不但对子宫内膜的正常发育有影响，而且可影响身体内神经递质如儿茶酚胺系统，神经递质如内啡肽系统等的调节，导致血管紧张素、醛固酮、血泌乳素等分泌失常而引起一系列精神、神经、血管、内分泌系统的紊乱并出现相关症状。这种不适一般于月经来潮前7～14天开始出现，在行经前2～3天加重，表现为精神紧张、神经过敏、烦躁易怒或忧郁、全身乏力、易疲劳、失眠、头痛、思想不集中、记忆力减退等。有的人还可以出现手、足、面部水肿，下腹坠胀、疼痛，以及乳房胀痛，贪食与厌食两种现象不停地重复着，老是放屁或打嗝，面部长痘痘，不是便秘就是腹泻等。但是月经一来这些症状均会消失。经血一般红色，是正常的，一般4～5天，有时会提早，有时迟来。

本病诊断方面，除上述病史、症状外，基础体温一般均双相，但后期可能偏低、偏短或坡形上升，妇科盆腔检查阳性体征可作为诊断依据。但尚应注意除外未破裂滤泡黄素化综合征，因此有必要通过腹腔镜检查或B型超声波检查以确诊。

本综合征在中医学文献中散见于“脏躁”“不孕”“经前乳胀”“经行泄泻”“经行水肿”“经行头痛”“经行身痛”等证。肝郁气滞、肾水不足是本病发生的根本原因，乳头、胸胁、小腹乃肝经循行之分野，冲任隶属于肝肾，肝经积郁则诸症丛生；肾水不足，肝木失于涵养，横逆为患，累及脾土，运化失职，水谷精微不化，泛滥为湿，聚湿成痰，与心、肝之火相合，痰热蒙蔽清窍，或精神情绪异常；或经前、经行头痛，或乳房胀痛，或便

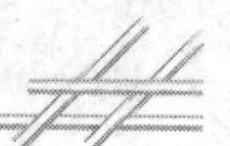

溏纳减，或水肿等。经前血海充盈，肾水不足，脏腑功能失于平衡，内有积郁之火待机而发。月经来潮以后，积郁之火及心、肝之火得以疏泄，又值肾阴修复之时，症状也慢慢消退，如此反复，随月经周期而呈周期性发作。中医治疗主要是以调肝益肾为主，调整脏腑气血功能。结合疏导，若累及心、肝、脾，痰热互结，蒙蔽清窍则随症加减，可获较好的效果。

经前期紧张综合征中医辨证施粥调治可以选用下列粥方。

参归海参粥

【出　处】 民间验方。

【组　成】 党参15克，当归15克，炙黄芪15克，海参50克，红枣15枚，红糖20克，粳米100克。

【制　作】 将党参、当归、炙黄芪洗净，切成片，同入砂锅，加水浓煎2次，每次30分钟，合并2次滤汁备用；将海参泡发，纵剖成细条状，切成黄豆大小的海参丁待用。将红枣洗净，去核，放入砂锅，加适量水，用大火煮沸，放入海参丁、党参黄芪当归药汁，以汁代水，入粳米煮粥，加红糖稍煮即成。

【服　法】 早晚饥时各食1次。

【功　效】 养肝补血定眩。

【主　治】 经前期紧张综合征属肝血不足引起的经前眩晕。

【按　语】 海参可滋阴、补血、健脾、润燥。沸水中放葱、姜同海参煮沸5分钟取出备用，海参最多煲1小时。

天麻猪脑粥

【出　处】 民间验方。

【组　成】 猪脑1具，天麻10克，粳米100克。

【制　作】 将猪脑洗净，天麻蒸软切片，一并入锅，加水适量，入粳米煮粥，先用大火煮沸，后以小火炖60分钟，成稠厚糜粥，拣去药渣，晾温即可。

【服　法】 早晚饥时各食1次。

【功　效】 补血健脑，育阴潜阳。

【主　治】 经前期紧张综合征，症见经前或经期偏头痛及神经性头痛，属阴血亏虚者。

【按　语】 可长期间断服食。

益智仁莲子粥

【出　处】 民间验方。

【组　成】 莲子30克，益智仁20克，粳米100克，白糖20克。

【制　作】 将莲子洗净，放入温水中浸泡1小时备用；将益智仁拣去杂质，洗净，放入砂锅，加水浓煎2次，每次30分钟，提取浓缩液60毫升备用。将粳米淘洗干净，与莲子同放入砂锅，加适量水，用小火煨煮1小时，待莲子酥烂，粥黏稠时，调入益智仁浓缩液及白糖，拌匀，再煨煮至沸即成。

【服　法】 早晚饥时各食1次。

【功　效】 温肾健脾。

【主　治】 适用于脾肾虚引起的经前水肿。

【按　语】 月经前，每日1剂，连服3～5剂。

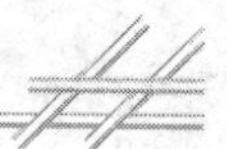

健固粥

【出　处】 民间验方。

【组　成】 白术15克,巴戟天15克,茯苓30克,人参6克,薏苡仁60克。

【制　作】 将白术、巴戟天、茯苓、人参加水先煎汤,取汁入薏苡仁煮至粥黏稠为度。

【服　法】 早晚饥时各食1次。

【功　效】 健脾固土,益肾止泻。

【主　治】 经前期紧张综合征症见经行腹泻属脾虚失运者。

【按　语】 分早、晚佐餐食,经前、经期连服10天。

龙眼红枣莲子粥

【出　处】 民间验方。

【组　成】 莲子20枚,龙眼肉10枚,红枣10枚,糯米100克。

【制　作】 将莲子洗净,用温开水浸泡4小时,与洗净的龙眼肉、红枣、糯米同放入砂锅,加适量水,大火煮沸,改用小火煨煮成稠粥即可。

【服　法】 早、晚分食。

【功　效】 益气健脾止泻。

【主　治】 经前期紧张综合征属脾气虚弱引起的经前泄泻。

【按　语】 经前经期连服10天。

芡实红枣粥

【出　处】 民间验方。

【组　成】 芡实50克,红枣10枚,糯米100克。

【制　作】 将芡实用温开水浸泡2小时(新鲜芡实无须浸泡),与洗净的糯米、红枣同入锅中,加适量水大火煮沸,改用小火煨煮成稠粥即可。

【服　法】 早、晚分食。

【功　效】 益气健脾止泻。

【主　治】 经前期紧张综合征,属脾气虚弱引起的经前泄泻。

【按　语】 经前、经期连服10天。

白扁豆橘皮粥

【出　处】 民间验方。

【组　成】 鲜橘皮30克,白扁豆50克,粳米50克。

【制　作】 将鲜橘皮洗净,切成丝或碎末,备用。将白扁豆洗净,放入砂锅,加适量水,大火煮沸,改用小火煨煮40分钟,待白扁豆熟烂,加入淘洗过的粳米及橘皮丝(或橘皮碎末),继续用小火煨煮成稠粥即成。

【服　法】 早、晚分食。

【功　效】 益气健脾止泻。

【主　治】 经前期紧张综合征,属脾气虚弱引起的经前泄泻。

【按　语】 经前、经期连服10天。

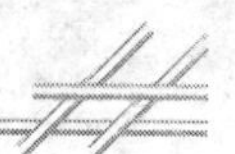

香橼橘皮粥

【出　处】 民间验方。

【组　成】 香橼皮10克,橘皮15克,粳米100克。

【制　作】 将香橼皮、橘皮洗净,入锅,加适量水,煎煮30分钟,取汁。将粳米淘洗干净,入锅,加入煎汁及适量清水,煮成稠粥即成。

【服　法】 早、晚分食。

【功　效】 疏肝理气,解郁消胀。

【主　治】 经前期紧张综合征属肝郁气滞引起的经前乳胀。

【按　语】 经前、经期连服10天。

佛手香橼粥

【出　处】 民间验方。

【组　成】 佛手20克,香橼10克,粳米100克,白糖15克。

【制　作】 将佛手、香橼洗净,放入砂锅中,加适量水,用小火煮至水剩一半,取汁,加入粳米和适量水,继续用小火煮至粥稠,调入白糖即成。

【服　法】 早、晚分食。

【功　效】 疏肝理气,解郁消胀。

【主　治】 经前期紧张综合征属肝郁气滞引起的经前乳胀。

【按　语】 经前、经期连服10天。

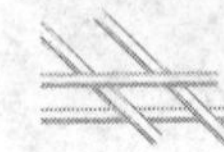

阿胶鸭肝粥

【出　处】 民间验方。

【组　成】 鸭肝 60 克,阿胶 10 克,粟米 100 克。

【制　作】 将鸭肝洗净,剁成泥糊,备用;粟米淘洗干净,放入砂锅,加适量水,大火煮沸后改用小火煨煮 30 分钟。另锅放入阿胶加水后用中火煮沸,待阿胶完全烊化后加入粟米粥中,加入鸭肝泥糊,拌和均匀,加葱花、姜末各适量,继续用小火煨煮至粟米酥烂,加食盐适量,搅匀即成。

【服　法】 早、晚分食。

【功　效】 养肝补血定眩。

【主　治】 适用于肝血不足引起的经前眩晕。

【按　语】 经前、经期连服 10 天。阿胶能滋阴补血润肠,亦适宜体虚便秘者食用。《仁斋直指方》中介绍:“治老人虚人大便秘涩,阿胶二钱,连根葱白三片,蜜二匙,水煎,去葱,入阿胶、蜜溶开,食前温服。”此法对产后虚弱,大便秘涩者亦宜。

归芍杞子粥

【出　处】 民间验方。

【组　成】 当归 20 克,白芍 20 克,枸杞子 20 克,粳米 100 克,冰糖末 30 克。

【制　作】 将当归、白芍、枸杞子分别洗净,晾干或烘干;当归,白芍切成片或切碎,同放入砂锅,加适量水,煎取浓汁,备用。将枸杞子与淘净的粳米一起放入砂锅,加水煨煮成稠粥,粥将成时,加入当归、白芍浓煎汁,并加入冰糖末,拌和均

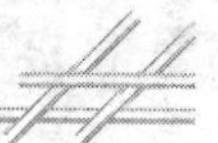

匀，再煨煮至沸即成。

【服　法】 早、晚分食。

【功　效】 养肝补血定眩。

【主　治】 经前期紧张综合征。适用于肝血不足引起的经前眩晕。

【按　语】 经前、经期连服10天。病愈即停，亦宜久食。

枸杞龙眼粥

【出　处】 民间验方。

【组　成】 枸杞子10克，龙眼肉15克，红枣20枚，墨芝麻（炒研末）20克。

【制　作】 将枸杞子、龙眼肉、红枣、黑芝麻同入锅，加水适量煎煮成粥，粥熟加入红糖适量调味，再煨煮至沸即成。

【服　法】 分2～3次服，宜常食。

【功　效】 养血益阴柔肝。

【主　治】 经前期紧张综合征。适用于阴虚肝旺型经行头晕，经行失眠。

【按　语】 经前、经期连服10天。

半夏棋子粥

【出　处】《太平圣惠方》

【组　成】 姜半夏10克，干姜5克，鸡蛋白1枚，白面50克。

【制　作】 先将姜半夏、干姜研为细末，与面粉及鸡蛋白相和匀，酌加水揉作面团，压扁，切成棋子状，置沸水中煮粥即可。

【服　法】 日食1次，空腹时食。

【功　效】 温中和胃，健脾，止呕。

【主　治】 经前期紧张综合征；并可用于脾胃虚弱，恶心，呕吐，厌食症，久泻不止。

【按　语】 脾胃积热，舌干苔黄者忌用。病愈即停，不宜久食。

薯蓣半夏粥

【出　处】《医学衷中参西录》

【组　成】 生怀山药30克，清半夏10克。

【制　作】 先将半夏用温水洗去矾味，用水煎取半夏汤汁，去渣后，待冷调入山药细末，不断搅动再煮为粥，酌加白糖。

【服　法】 每日2～3次，温食。

【功　效】 和胃止呕，燥湿化痰。

【主　治】 经前期紧张综合征，表现为胃气不降、呕吐逆呃、恶心、咳喘痰多、胸膈胀满。

【按　语】 阴虚燥咳，津伤口渴之忌食。病愈即停，不宜久食。

甘松砂仁粥

【出　处】 民间验方。

【组　成】 甘松3克，砂仁1克，粳米100克。

【制　作】 先将甘松、砂仁研为细末，并将粳米煮粥。待粥临熟时兑入甘松、砂仁末，再煮一二沸。

【服　法】 早晚各食1次，空腹温服。

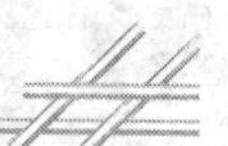

【功　效】 醒脾健胃，理气止痛。

【主　治】 经前期紧张综合征，症见胃脘疼痛、胸腹胀满、头痛、厌食等。

【按　语】 甘松甘温芳香，功能理诸气，开脾郁。主治腹卒满痛，脚膝气浮，煎汤淋洗。

青梅粥

【出　处】《粥谱》

【组　成】 青梅10克，粳米100克。

【制　作】 将青梅(5月间所采摘的将成熟之绿色梅实)用水煎取汁，去渣后入米煮粥即可。

【服　法】 每日2～3次，温食。

【功　效】 收敛，生津。

【主　治】 经前期紧张综合征，症见口渴引饮厌食。

【按　语】 ①无青梅时，可用白梅(盐梅)代替。②余邪未清，或泻、痢、咳初发之忌用。病愈即停，不宜久食。

15.经行泄泻

月经来潮前后或者每次月经期间出现大便泄泻，泻时小腹疼痛，每日次数多少不等，可为溏便，也可为水样便，甚或进食之物完全排出，伴有神疲乏力，脘腹胀满，饮食不香，日行数次，经净泻止，这在临床上称为经行腹泻。现代医学认为与女性月经期间体内激素比例失调有关。中医学则认为，经行泄泻多与素体脾虚肾弱有关。脾气虚弱，脾的运化水湿功能失常，所以出现泄泻；肾虚，命门清冷，不能温煦脾阳，也将导致泄泻。

中医辨证将此病分为脾虚和肾虚两类：

(1)脾虚型：表现为行经期或行经之前，大便稀薄，或面目及四肢水肿，腹部胀满，舌质淡红，舌苔白腻，饮食不思，神疲肢乏，经行量多，经色淡浅，经质稀薄，脉象濡缓。治宜健脾益气，化湿调经。

(2)肾虚型：表现为头昏耳鸣，肢冷畏寒，经行大便泄泻，或清晨起床泄泻不止，腰骶酸软，月经色淡，经质清稀，舌苔白润，脉象沉迟。治宜健脾固肠，温肾扶阳。

经行泄泻中医辨证施粥调治可以选用下列粥方。

薯蓣拨粥

【出　处】《太平圣惠方》

【组　成】生怀山药150克，白面25克。

【制　作】将鲜怀山药刮去皮，磨为稀稠，酌加水和白面拌匀，然后用筷子拨入沸水中煮作拨粥即成。

【服　法】日食1顿，晨食为佳。

【功　效】健脾和胃，益气止泻。

【主　治】脾胃虚弱型经行腹泻，食少纳呆，久泻不止，口干渴，以及日常粥养。

【按　语】如无鲜山药，可用干品50克代替。

青粟米饮

【出　处】《养老奉亲书》

【组　成】青粟米100克。

【制　作】将粟米淘净，捣碎，加水煎煮，待粟米临熟时，滤取米饮即成。

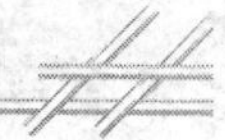

【服　法】 口渴即饮，不拘次数。

【功　效】 和中益肾，除热解毒。

【主　治】 脾胃虚热型经行腹泻，泄泻，反胃，呕吐，消渴。

【按　语】 加水量应大，且应一次加足，勿中途添冷水。

山药红枣扁豆粟米饮

【出　处】《婴童金方》

【组　成】 山药 20 克，红枣 4 枚，炒白扁豆 15 克，粟米 100 克。

【制　作】 将山药、红枣、炒白扁豆、粟米淘洗干净，加水煮粥即成。

【服　法】 煎粥取液，每日 2～3 次，温食。

【功　效】 温补脾肾，固涩止泻。

【主　治】 经行腹泻。

籼米粥

【出　处】《本草纲目》

【组　成】 籼米 50 克。

【制　作】 将籼米淘洗干净，加水煮粥即成。

【服　法】 每日 2～3 次，饥时温食。

【功　效】 养胃和脾，温中止泻。

【主　治】 脾胃虚弱型经行腹泻，亦治反胃，呃逆，虚烦口渴，小便且量少，口干。

【按　语】 籼米最好捣碎，易使粥糜稠。

粳米粥

【出　处】《卫生宝鉴》

【组　成】粳米(硬米)50 克。

【制　作】取粳米淘洗干净,稍捣碎,加水煮粥即成。

【服　法】每日 2～3 次;日常粥养则清晨食 1 次,热食。

【功　效】补中益气,健脾和胃,除烦渴,止泄泻,以及日常粥养。

【主　治】脾虚型经行腹泻,烦闷,消渴不思饮食,下痢,肌肉消瘦及日常粥养。

【按　语】粳米以新收获的为佳,不宜炒用。

山药粥

【出　处】《谦斋经验方》

【组　成】山药 35 克,糯米 100 克,砂糖适量。

【制　作】先将山药炒熟,然后和米加水煮稀粥,临熟时再加砂糖,并调匀。

【服　法】空腹温服,每日 1～2 次。

【功　效】健脾止泻,补肺固肾。

【主　治】脾虚型经行腹泻,久痢不止,痨瘵咳嗽,遗尿,身体瘦弱。

【按　语】①外感时疫者慎用。②原方有“胡椒”。

芡实粥

【出　处】《遵生八笺》

【组　成】芡实 25 克,粳米 25 克。

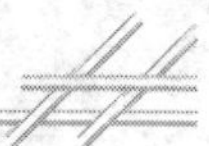

【制　作】 先将芡实去壳，研为细末，然后与粳米拌匀，加水煮粥即成。

【服　法】 每日2～3次，饥时温食。

【功　效】 补脾固肾，厚肠止泻。

【主　治】 经行腹泻，遗尿，小溲不禁，尿如水泔。

【按　语】 凡尿赤便秘，食不运化，腹胀及外感之后忌食。

扁 豆 粥

【出　处】《圣济总录》

【组　成】 白扁豆25克，太子参10克，糯米100克。

【制　作】 先将白扁豆炒过，用水煮至豆烂，入粳米及太子参(绵包)煮粥，待粥熟后去太子参即可。

【服　法】 每日1～2次，连食5～7天。

【功　效】 补中益气，健脾和胃，止泻。

【主　治】 经行腹泻。亦治慢性腹泻，身体瘦弱，脾胃亏虚，食少呕逆，口干渴。

【按　语】 ①白扁豆一定要煮至烂熟，可用鲜扁豆50克代替。②外感时邪及有食滞者忌食。

莲 子 粥

【出　处】《饮膳正要》

【组　成】 莲子肉15克，粳米100克。

【制　作】 将莲子拣净，去心，研为粉末，与粳米拌匀，加水煮粥即成。

【服　法】 每日1～2次，久服常服。

【功　效】 养心益肾，补脾涩肠。

【主　治】 脾虚型经行腹泻，食少纳呆，形体瘦弱，尿如米泔，久痢不止，夜眠多梦，惊叫。

【按　语】 ①凡中满痞胀及大便燥结之忌食。②凡夜眠多梦，惊叫之可不去莲心。

粟米芡实粥

【出　处】 民间验方。

【组　成】 粟米 50 克，芡实 50 克，白面 30 克。

【制　作】 将粟米淘洗干净，芡实拣去杂质并捣碎，与白面拌匀，加水煮粥，至芡实糜烂为度。

【服　法】 每日 2～3 次，空腹温食。

【功　效】 和中益肾，除热解毒。

【主　治】 经行腹泻，消渴引饮。

【按　语】 久服有益，可酌加食盐调味。芡实甘濇，功能固肾益精，补脾去湿。主治泄泻带浊，小便不禁，梦遗滑精，腰膝瘀痛。

藕　粥

【出　处】《老老恒言》

【组　成】 藕 50～100 克，糯米(或粳米)50 克。

【制　作】 将藕洗净，刮去表皮，切丝，与米煮粥即可服食。

【服　法】 每晨空腹食 1 次。

【功　效】 健脾开胃，益血止泻。

【主　治】 脾虚型经行腹泻，食欲不振，食少纳呆，形体

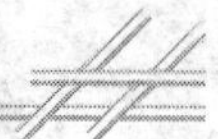

消瘦。

【按　语】 藕宜择老者，嫩者食味不佳。藕濇平，生甘寒，熟甘温，功能解热毒，消瘀血，止吐衄淋痢，一切血证。藕生甘寒，凉血散瘀，止渴除烦，解酒毒蟹毒；煮熟甘温益胃补心，止泻，止怒，久服令人欢。生捣罨金疮伤折，熟捣涂坼裂冻疮。全国著名老中医沈仲圭1984年4月25日给愚信中云："新中国成立前，我家乡（杭州）摊贩制售藕粥，色、香、味俱全，系用糯米灌入藕孔（藕切成段），和糯米煮成稠粥，加白砂糖食，味颇美。"

车前子粥

【出　处】《肘后方》

【组　成】 车前子15克，粳米100克。

【制　作】 将车前子用绵包裹，与米一同加水煮粥，待粥熟后，去车前子即成。

【服　法】 空腹食，每日1～2次。

【功　效】 清热，利水，明目。

【主　治】 暑湿型经行腹泻，尿血，淋癃尿赤，目赤，痢疾，咳嗽多痰，支气管哮喘。

【按　语】 ①凡内伤劳倦，阳气下陷及内无湿热者忌食。②车前子可用车前草代。

豆蔻粥

【出　处】《圣济总录》

【组　成】 肉豆蔻霜1克，粳米100克。

【制　作】 先将粳米加水煮粥，待粥熟后，再入肉豆蔻霜，搅匀即可。

【服　法】 日食1～2次。

【功　效】 温中，下气，固肠。

【主　治】 经行腹泻及久泻不止，吐逆，腹痛，宿食不化。

【按　语】 ①凡中暑热泄，肠风下血，胃火牙痛及湿热积滞方盛，滞下初起者禁用。②肉豆蔻不得生用，必须经药工炮制后方用。肉豆蔻辛温气香。功效理脾暖胃，下气调中，逐冷祛痰，消食解酒；又能涩大肠，止虚泻，冷痢初起忌用。

一味薯蓣饮

【出　处】《医学衷中参西录》

【组　成】 生怀山药125克。

【制　作】 将山药切成薄片，用水三大碗煎取汁两大碗即成。

【服　法】 以山药煎液当茶，时时温服。

【功　效】 健脾补肺，固肾益精。

【主　治】 脾虚经行腹泻，久痢不止，虚劳咳嗽，口干喜饮，消渴，小便频数。

【按　语】 ①有实邪者忌服。②宜多饮常饮。

大麦汤

【出　处】《饮膳正要》

【组　成】 大麦50克，羊肉50克，草果1枚。

【制　作】 先将羊肉切碎，草果打烂，与大麦慢火熬成稀粥，然后滤取粥汁。

【服　法】 空腹食，每日2次。

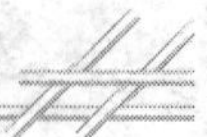

【功　效】 温中健脾，补虚。

【主　治】 脾胃虚寒型经行腹泻，食少纳呆，遗尿，四肢不温，腹胀，口干，形体瘦弱及日常粥养。

【按　语】 ①煮粥用水必须一次加足，不宜中途添加。②阴虚火旺，胃有积热者忌食。③冬令食此粥尤佳。④陈直《养老奉亲书》食治老人烦渴不止，饮水不定，转渴，舌卷干焦的“大麦汤”由大麦二升，赤饧二合组成，与《饮膳正要》大麦汤功效、主治有异，须注意。

四味粱米汤

【出　处】《圣济总录》

【组　成】 粱米 100 克，稻米 100 克，黍米 100 克，蜡 3 克。

【制　作】 先将粱米、稻米、黍米加水煮取汤汁，滤去渣，再加蜡于汤汁中，候蜡融化即可。

【服　法】 每次 30 毫升，空腹时饮。

【功　效】 健脾和胃，厚肠止泻。

【主　治】 经行泄泻。

【按　语】 剂量宜随食量大小适当增减。《寿亲养老新书·卷四·妇人食治方》所载“四米汤”与本方相比，惟脱粱米一味。

16.经期便秘

在经期前会觉得肚子胀胀的，下腹部突出，一到经期就会便秘。经血颜色为暗红色，感觉黏稠，有时会有像猪肝色般血块流出。经血量多，第一天比较少，但是第二天与第三天起突然变多,经期会达 7 天以上。这种便秘可能与精神神经和/或内分泌因素有关,来月经其间会有精神紧张,内分泌紊乱,腹部不敢用力,腹压减低及肠蠕动减慢,肠吸收水分增加,最后引起大便秘结;也可能因为月经期子宫增大压迫肠管造成便秘。血液循环不佳的人要多活动身体,小心别受寒,不要吃冰冷食物。最好不用卫生棉条。多吃黑色、红色、紫色食物,蔬菜最好都是加热处理。避免长时间坐着,要多走路,让骨盆的血液循环好些。经期便秘不可妄用泻药,以免月经过多、经期长。可以喝些润肠通便粥治疗。

经期便秘中医辨证施粥调治可以选用下列粥方。

郁李仁粥

【出　处】《食医心镜》

【组　成】郁李仁 10 克,粳米 100 克。

【制　作】先将郁李仁捣烂,水煎汁,加大米煮为稀粥即可。

【服　法】每日服食 1～2 次,以大便或小便通利为度。

【功　效】润肠通便,利水消肿。

【主　治】经期便秘(大便干燥秘结,气滞,燥涩不通),小便不利,水肿胀满等。

紫苏麻仁粥

【出　处】民间验方。

【组　成】紫苏子、火麻仁各 10 克,大米 100 克。

【制　作】先将紫苏子、火麻仁捣烂如泥,然后加水慢研,滤汁去渣,再同大米煮为稀粥即成。

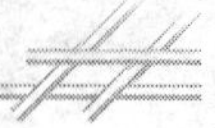

【服　法】 分为2次服食,连续2～3天。便通停服。

【功　效】 润肠通便。

【主　治】 经期便秘,以及老人、产妇及病后体质虚弱所致的大便不通,燥结难解。

决明子冰糖粥

【出　处】 民间验方。

【组　成】 炒决明子10克,大米100克,冰糖少许。

【制　作】 先将决明子放锅内炒至微有香气,取出,待冷后水煎取汁,加大米煮为稀粥,待熟时调入冰糖,再煮一二沸即成。

【服　法】 每日1剂,连续服食5～7天。

【功　效】 清肝,明目,通便。

【主　治】 经期便秘,目赤肿痛,怕光流泪,头痛头晕,以及高血压、高脂血症、肝炎、习惯性便秘等。

【按　语】 决明子在捣碎前,应温水淘洗,去除泥沙。

酥蜜粥

【出　处】 民间验方。

【原　料】 酥油20克,蜂蜜15克,大米100克。

【制　作】 先取大米煮粥,待沸后调入酥油、蜂蜜,煮至粥熟即可。

【服　法】 每日1剂,连续服食3～5天。

【功　效】 补气养血,润燥通便。

【主　治】 经期便秘。

【按　语】 适用于体弱消瘦、虚劳低热、肺痿肺燥、咳嗽咯血、皮肤粗糙、大便干结难解等。

肉苁蓉巴戟粥

【出　处】 民间验方。

【组　成】 肉苁蓉15克,巴戟天10克,大米50克。

【制　作】 先将肉苁蓉、巴戟天洗净,切细,加水取汁,与大米一同煮粥,待熟即可。

【服　法】 每日1剂,连续服食3～5天。

【功　效】 补肾助阳,润肠通便。

【主　治】 经期便秘。亦适用于老年人阳虚便秘,畏寒肢冷,脘腹隐痛,小便频数等。

【按　语】 ①此粥仅宜于冬季服食,夏季忌食。②婴幼儿忌服。③可不用鹿角胶。④阴虚火旺,阳亢者禁用。

参芪粥

【出　处】 经验方。

【组　成】 党参、黄芪各10克,大米50克。

【制　作】 先将党参、黄芪切成薄片,用冷水浸泡半小时后,水煎取汁,加大米煮为稀粥即可。

【服　法】 每日1剂,连服3～5天。

【功　效】 补中益气。

【主　治】 经期便秘,以及老年人气虚便秘,临厕努责,便仍不下,头晕目眩,心悸气短,面色苍白等。

【按　语】 ①凡属热证,实证的忌用。②服粥期间忌食萝卜、茶叶。

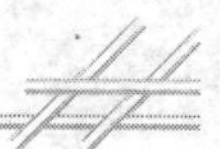

何首乌粥

【出 处】 民间验方。

【组 成】 制何首乌15克,大米50克,白糖适量。

【制 作】 先将制何首乌水煎取汁,去渣后加大米煮为稀粥,待熟时调入白糖,再煮一二沸即成。

【服 法】 每日1剂,连服5天。

【功 效】 补气血,养肝肾。

【主 治】 经期便秘,以及肝肾亏损、须发早白,头晕耳鸣,腰膝酸软,大便干结和高血压、高脂血症等。

【按 语】 大便溏泄及有湿痰之忌食。此外,便秘之人还宜服食燕麦、甘薯、猪大肠、杨梅、茼蒿、青菜、青芦笋、甜菜、海带、羊栖菜、香菇等。

17.经行呕吐

经行呕吐与体内的激素水平有关,应当注意饮食,调整心态,保证休息和睡眠。

经行呕吐中医辨证施粥调治可以选用下列粥方。

丁香干姜白术粥

【出 处】 民间验方。

【组 成】 干姜2.5克,丁香2.5克,白术25克,粳米100克。

【制 作】 将丁香、干姜、白术用水煎取汁,去渣后入米煮粥。

【服 法】 每日2～3次,温食。

【功　效】 温胃止呕。

【主　治】 经行呕吐，症见有规律的经期呕吐清水或不消化食物、纳呆、便溏。

【按　语】 如果未愈继续服用，直到病愈为止。

半夏蜂蜜粥

【出　处】 民间验方。

【组　成】 半夏10克、蜂蜜50克，粳米100克。

【制　作】 先煎半夏1小时，去渣取汁，入米煮粥，临熟时兑入蜂蜜再煮二三沸即可。

【服　法】 每日2～3次，温食。

【功　效】 温胃止呕。

【主　治】 经行呕吐，症见有规律的经期呕吐清水或不消化食物、纳呆、便溏。

【按　语】 本方药味单纯平和，无任何不良反应。对于其他原因所致的腹痛，呕吐也有一定治疗作用。

生姜蜂蜜粥

【出　处】 民间验方。

【组　成】 生姜30克，蜂蜜50克，粳米100克。

【制　作】 先煎生姜后取汁，入米煮粥，临熟时对兑入蜂蜜再煮二三沸即可。

【服　法】 每日2～3次，温食。

【功　效】 温胃止呕。

【主　治】 经行呕吐，症见有规律的经期呕吐清水或不消化食物、纳呆、便溏。

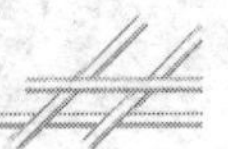

【按　语】 本方药味单纯平和，无任何不良反应。对于其他原因所致的腹痛，呕吐也有一定治疗作用。

（二）白带异常

"带下"是指妇女经常从阴道流出白色或黄白色的黏液而言。俗谓"十女九带"，意思是说，带下是妇女常见的一种病症。不过，健康妇女如偶尔从阴道流出少量透明的黏液，也就是通常所说的"白带"，是一种生理性的分泌物，不属病态。白带内含阴道上皮脱落细胞、白细胞及乳酸杆菌等。白带有生理性与病理性之分，其产生原因及性状各不相同。

生理性白带为白色稀糊状液体，一般无味。正常情况下，白带起湿润阴唇皮肤及阴道的作用。阴唇皮脂腺分泌黏稠乳汁样液体；前庭大腺分泌无色清亮酸性液体；阴道上皮并无腺体，其白色稀糊样液体系阴道黏膜的渗出液，呈酸性；宫颈黏液呈碱性，如鸡蛋清样；子宫内膜分泌物较宫颈黏液稀薄，量少。白带量多少不等，与年龄、雌激素水平高低及生殖器官充血情况有关。

妇科疾病常常引起白带增多，这种白带增多的现象已经成为疾病的症状，其量与性状均与正常白带有明显区别。病理性白带：如炎症性白带、肿瘤引起的白带和异物引起的白带。白带是由阴道黏膜渗出物、宫颈腺体及子宫内膜腺体分泌物、前庭大腺分泌物，以及大阴唇、小阴唇皮脂腺分泌物等混合组成，以前两者为主。若带下量过多，颜色或白而清稀，或色黄赤黏稠，甚至还有腥臭气味，并伴有小腹疼痛等症状，即为病理性白带，中医称之为“带下病”。带下病是由于湿邪影响冲任，带脉失约，任脉失固，导致阴道分泌物量多或色、质、气味的异常改变的病证。

白带异常中医辨证粥疗粥调可以选用下列粥方。

白果豆腐粥

【出　处】 经验方。

【组　成】 白果(去心)10个，豆腐100克，大米50克。

【制　作】 先将白果去壳、豆腐切碎，加大米煮为稀粥即成。

【服　法】 每日1剂，连服3～5天。

【功　效】 清热利湿止带。

【主　治】 湿热下注型带下量多，色黄，黏稠，有臭气，或伴阴部瘙痒，胸闷心烦，口苦咽干，纳食较差，小腹或少腹作痛，小便短赤，舌红，苔黄腻，脉濡数。

【按　语】 服粥期间忌茶叶。

参地粟米粥

【出　处】 民间验方。

【组　成】 西洋参10克，生地黄30克，粟米100克，冰糖适量。

【制　作】 将西洋参、生地黄加水煎取汁，入粟米文火煮粥，将熟时，加入冰糖略煮，待冰糖溶化后即可。

【服　法】 顿服(一次服完)。

【功　效】 疏肝解郁，扶正培中，止带。

【主　治】 肝郁伤脾所致的带下病。

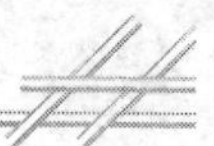

【按　语】 西洋参性寒，味苦、甘，补气养阴，清热生津；生地黄养阴、清热、凉血；粟米味甘，性凉，益气健脾，补肾阴，可增加西洋参、生地黄的功用。体质阴虚者入夏常饮此粥，可防止暑伤津气。粟米，俗称小米，按黏性大小可分糯粟和粳粟。粟米营养丰富，中医学认为，它能养阴益肾，除热解毒，治脾胃虚热、反胃呕、泄泻。

三仁粥

【出　处】 经验方。

【组　成】 白果仁 10 个，薏苡仁 50 克，冬瓜仁 50 克，大米 50 克，白糖适量。

【制　作】 先将白果仁、薏苡仁、冬瓜仁洗净，加水与大米煮为稀粥，临熟加白糖调味即可。

【服　法】 每日 1 剂，连服 3～5 天。

【功　效】 清热利湿止带。

【主　治】 湿热下注型带下量多，色黄，黏稠，有臭气，或伴阴部瘙痒，胸闷心烦，口苦咽干，纳食较差，小腹或少腹作痛，小便短赤，舌红，苔黄腻，脉濡数。

【按　语】 服粥期间忌食茶叶。

藕汁鸡冠花粥

【出　处】 经验方。

【组　成】 藕汁半碗，鸡冠花 30 克，大米 50 克，红糖适量。

【制　作】 先将鸡冠花洗净，加水与大米煮为稀粥，临熟加藕汁、红糖调味即可。

【服　法】 每日服2次。

【功　效】 清热利湿止带。

【主　治】 湿热下注型带下量多，色黄，黏稠，有臭气，或伴阴部瘙痒，胸闷心烦，口苦咽干，纳食较差，小腹或少腹作痛，小便短赤，舌红，苔黄腻，脉濡数。

【按　语】 服粥期间忌食茶叶。鸡冠花为穗状花序，多扁平而肥厚，呈鸡冠状，长8～25厘米，宽5～20厘米，上缘宽，具皱褶，密生线状鳞片，下端渐窄，常残留扁平的茎。表面红色、紫红色或黄白色；中部以下密生多数小花，每花宿存的苞片及花被片均呈膜质。果实盖裂，种子扁圆肾形，黑色，有光泽，体轻，质柔韧，无臭，味淡。甘、涩，凉，归肝、大肠经。功能收敛止血，止带，止痢。用于呕血，崩漏，便血，痔血，赤白带下，久痢不止。用量6～12克。

鸡肉白果粥

【出　处】 经验方。

【组　成】 鸡肉(切块)200克，白果10克，党参30克，白术10克，怀山药30克，茯苓15克，黄芪30克，大米50克，白糖适量。

【制　作】 先将鸡肉切块，在与白果、党参、白术、怀山药、茯苓、黄芪共放砂锅内，加适量的水煎煮，去药渣取汁，然后加鸡肉与大米煮粥，临熟加白糖调味即成。

【服　法】 每日1剂，连服3～5天。

【功　效】 健脾益气，升阳除湿。

【主　治】 脾阳虚型带下量多，色白或淡黄，质稀薄无臭气，绵绵不断，神疲倦怠，四肢不温，纳少便溏，两足跗肿，面色

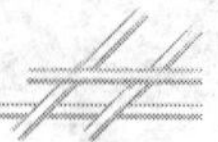

㿠白，舌质淡，苔白腻，脉缓弱。

【按　语】 服粥期间忌饮茶。鸡肉用老者，取其阳气充足也。

扁豆止带粥

【出　处】 经验方。

【组　成】 白扁豆 30 克，怀山药 30 克，大米 50 克，红糖适量。

【制　作】 先将白扁豆、怀山药、大米洗净，然后共放砂锅内，加适量的水煮粥，临熟加红糖调味即成。

【服　法】 每日服 2 次，连服 3～5 日。

【功　效】 健脾益气，升阳除湿。

【主　治】 脾阳虚型带下量多，色白或淡黄，质稀薄无臭气，绵绵不断，神疲倦怠，四肢不温，纳少便溏，两足跗肿，面色㿠白，舌质淡，苔白腻，脉缓弱。

【按　语】 服粥期间忌饮茶。

附桂鸡蛋粥

【出　处】 经验方。

【组　成】 肉桂 5 克，制附子 10 克，鸡蛋 1 枚，大米 50 克，白糖适量。

【制　作】 先将肉桂、制附子水煎后去渣取药汁，再将大米放砂锅内，加药汁和适量的水煮粥。临熟打入鸡蛋，加白糖调味即成。

【服　法】 每日 2 次，连服 3～5 天。

【功　效】 温肾助阳，涩精止带。

【主　治】 肾阳虚型带下量多，色白清冷，稀薄如水，淋漓不断，头晕耳鸣，腰痛如折，畏寒肢冷，小腹冷感，小便频数，夜间尤甚，面色晦黯，舌淡润，苔薄白，脉沉细而迟。

【按　语】 服粥期间忌饮茶。鸡蛋滋阴润燥；皮蛋收敛虚热、降虚火；咸蛋黄滋阴、清肺除热。

莲子芡实粥

【出　处】 经验方。

【组　成】 莲子（去心）10 克，芡实 25 克，鲜荷叶 50 克，莲蕊须 10 克，糯米 50 克，砂糖适量。

【制　作】 先将莲蕊须、莲子、鲜荷叶水煎后去渣取药汁，再将糯米、芡实放砂锅内，加药汁和适量的水煮粥，临熟加砂糖调味即成。

【服　法】 每日 2 次，连服 3～5 天。

【功　效】 温肾助阳，涩精止带。

【主　治】 肾阳虚型带下量多，色白清冷，稀薄如水，淋漓不断，头晕耳鸣，腰痛如折，畏寒肢冷，小腹冷感，小便频数，夜间尤甚，面色晦黯，舌淡润，苔薄白，脉沉细而迟。

【按　语】 莲蕊须甘温而涩。功能清心通肾，益血固精，乌须黑发。止梦泄遗精，吐崩诸血，略与莲子同功。

山药枸杞粥

【出　处】《中国药粥网》

【组　成】 山药 100 克，枸杞子 20 克，糯米 100 克。

【制　作】 将山药去皮，洗净，切成小块；枸杞子、糯米去杂，洗净，备用。锅内加水适量，放入枸杞子、糯米煮粥，五成

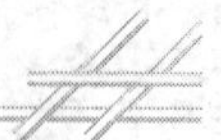

熟时加入山药块，再煮至粥熟即成。

【服　法】 早晚空腹食用。

【功　效】 补益肝肾，固精止带。

【主　治】 适用于肾阴虚带下头晕目眩、咳嗽盗汗、腰膝酸软等。

【按　语】 山药性平，味甘，有补中益气、益肺固精、止渴止泻等功效，可用于治疗脾虚气弱、食少体倦、虚劳咳嗽、遗精盗汗、带下、消渴。枸杞子有滋阴养血、补益肝肾等功效。该粥方适用于遗精、自汗、盗汗等疾病的治疗或预防带下。

金菊叶鸡蛋薏苡仁粥

【出　处】 民间验方。

【组　成】 金菊叶 60 克，鸡蛋 2 个，薏苡仁（打碎）50 克。

【制　作】 将打碎的薏苡仁放入砂锅，加清水适量，武火煮沸后，改用文火煮粥，并把金菊叶洗净后切碎，与打碎的鸡蛋搅匀，放锅内干炒（不放盐、油），将熟时加水半碗煮沸，待粥临熟时将其加入，再煮数沸即成。

【服　法】 顿服。

【功　效】 疏肝解郁，扶正培中，止带。

【主　治】 肝郁伤脾所致的带下。

【按　语】 连服 3～5 剂。

洋葱猪肾粥

【出　处】 民间验方。

【组　成】 洋葱 50 克，猪肾 1 枚，粳米 100 克。

【制　作】 先将洋葱捣成泥状，猪肾常法加工，同粳米煮粥即可。

【服　法】 早晚空腹食用。

【功　效】 补肾止带。

【主　治】 带下证属肾虚者。

【按　语】 另可以洋葱泥煎液洗局部。

核桃仁豆腐粥

【出　处】 《民间验方》

【组　成】 核桃 10 枚,豆腐 2 块,粳米 100 克。

【制　作】 先将核桃去壳取仁,再与豆腐、粳米加水煮粥即可。

【服　法】 每日 1～2 次,温服。

【功　效】 补肾止带。

【主　治】 肾虚带下。

【按　语】 大便秘结及泻痢积滞未清者忌服。

茯苓粳米粥

【出　处】 民间验方。

【组　成】 茯苓 30 克,粳米 100 克。

【制　作】 先将粳米煮粥,半熟时,加入茯苓末,和匀后,同煮成粥即可。

【服　法】 早晚空腹食用。

【功　效】 清热利湿,止带。

【主　治】 带下证属脾虚湿重者。

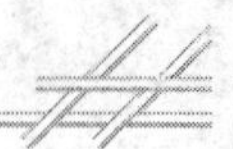

金菊叶鸡蛋粥

【出　处】 民间验方。

【组　成】 金菊叶60克,鸡蛋2个,糯米100克。

【制　作】 将糯米放入砂锅,加清水适量,武火煮沸后,改用文火煮粥。金菊叶洗净后切碎,与打碎之鸡蛋搅匀,放锅内干炒(不放盐、油),将熟时加水半碗煮沸,待粥临熟时放入粥中,再煮数沸。

【服　法】 顿服。

【功　效】 疏肝解郁,扶正培中,止带。

【主　治】 肝郁伤脾所致的带下。

【按　语】 连服3~5剂。

石榴皮粥

【出　处】 民间验方。

【组　成】 石榴皮30克,粳米100克。

【制　作】 将石榴皮洗净,用水煎取汁液,滤去渣,加粳米煮粥即成。

【服　法】 每日1~2次,温服,连服1周为1个疗程。

【功　效】 温肾固脉,涩肠止带。

【主　治】 带下病,因脾肾虚弱或任脉不固致带下白色黏液、绵绵不绝、腰酸腹痛。

【按　语】 大便秘结及泻痢积滞未清者忌服。石榴皮即石榴壳。

（三）妊娠期疾病

1.子淋

妊娠期间尿频、尿急、淋漓涩痛者，称为“子淋”。亦称“妊娠小便淋痛”。本病相当于西医学的妊娠合并尿道炎、膀胱炎、肾盂肾炎等泌尿系感染的疾病。

(1)诊断:①妊娠期间出现小便频急、淋漓涩痛，甚则点滴而下，小腹拘急等症。甚或腰痛。②孕前可有或无尿频、尿急、淋漓涩痛的病史。③尿常规可见红细胞、白细胞及尿蛋白，中段尿培养可有细菌生长。此病虽然比较容易治愈，较少留后遗症，但是必须注意防范。治疗和饮食应以清热利湿为主。

(2)辨证论治可分为3型:①阴虚津亏型。妊娠期间小便频数，淋漓涩痛，量少色黄，午后潮热，手足心热，大便干结，颧赤唇红，舌红，苔少或无苔，脉细滑而数。治宜滋阴清热，润燥通淋。②心火偏亢型。妊娠期间小便频数，艰涩而痛，尿量少，色深黄，面赤心烦，甚者口舌生疮，舌红，苔薄黄，脉细滑数。治宜清心泻火，润燥通淋。③下焦湿热型。妊娠期间突感小便频急，尿色黄赤，艰涩不利，灼热刺痛，甚或腰痛，口苦咽干，渴喜冷饮，胸闷食少，面色黄垢，舌红，苔黄腻，脉滑数。治宜清热利湿，润燥通淋。

子淋中医辨证施粥调治可以选用下列粥方。

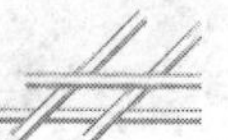

赤小豆粥

【出　处】《妇人大全良方》

【组　成】 赤小豆 30 克,粳米 100 克。

【制　作】 先用砂罐加水将赤小豆煮烂,然后加入粳米同煮粥即可。

【服　法】 每日 1～2 次,连食至病愈。

【功　效】 利水除湿,消肿解毒。

【主　治】 子淋,以及泌尿系感染,各种水肿,脚气,黄疸,疖毒痈肿,痄腮及病后调理。

【按　语】 ①连食赤小豆粥 5～7 日,宜间断 5～7 日。②津枯者忌食。

鲫鱼粥

【出　处】《养老奉亲书·食治老人诸疾方·食治老人泻痢方》

【组　成】 鲫鱼肉 50～100 克,青粱米 100 克,橘皮末 0.3 克,花椒、酱、葱各适量。

【制　作】 取鲫鱼肉,与橘皮末及青粱米一同加水煮粥,待粥熟后加花椒、酱、葱调味即可。

【服　法】 日食 1～2 次。

【功　效】 健脾利湿。

【主　治】 子淋,以及泌尿系感染,脾胃虚弱,纳呆食少,四肢无力,白带异常,小溲淋涩,便血,痢疾。

【按　语】 鲫鱼宜取活者,不新鲜者绝不能用。

豇豆粥

【出　处】《粥谱》

【组　成】豇豆50克，粳米100克。

【制　作】将切碎的豇豆与洗净的粳米同煮，至豆烂粥稠时加入作料即可。

【服　法】每日2次，分早晚食用。

【功　效】健脾益肾。

【主　治】子淋，以及泌尿系感染，小便频数，食少纳呆。

【按　语】气滞便结者禁用。

芸豆粥

【出　处】《粥谱》

【组　成】芸豆30克，粳米100克。

【制　作】将浸泡发涨的芸豆与粳米同煮，熬至豆烂粥稠，加入作料即可。

【服　法】每日2次，分早晚服用。

【功　效】益脾胃，清内热，利水消肿。

【主　治】子淋，以及泌尿系感染，肾炎水肿，热病烦渴，口舌生疮。

【按　语】治肾炎水肿时忌用盐调味。

白茅根粥

【出　处】经验方。

【组　成】白茅根15克(鲜品30～50克)，粳米100克。

【制　作】将白茅根水煎取汁，去渣后入粳米煮粥即可。

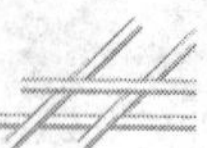

【服 法】 每日2～3次,温服。年弱儿可滤粥汁饮。

【功 效】 清热凉血,止血利尿。

【主 治】 子淋,以及急性肾炎,颜面水肿,小便不利,传染性肝炎,黄疸,热病烦渴,咯血,鼻衄,尿血,胃热哕逆,淋证。

【按 语】 脾胃虚寒,尿多不渴者忌食。若将白茅根与车前草、玉米须配伍做粥,则对急、慢性肾炎有很好的利尿消肿效果。

玉米须粥

【出 处】《中国食疗药粥集锦》

【组 成】 玉米须鲜品50克(干品减半),粳米30克。

【制 作】 将玉米须洗净放入锅中,加适量水煮沸,然后捞出玉米须,倒入淘洗好的粳米,在文火上慢慢熬煮,待粳米煮至开花后即可。

【服 法】 每日2次,分早晚食用。

【功 效】 清热利水,疏肝利胆,能降血压,降血糖。

【主 治】 子淋,以及肾炎,肝炎,蛋白尿,黄疸。

【按 语】 宜用鲜品,干品宜密封保存,防霉及虫蛀。

2.孕妇便秘

便秘是孕妇的常见病和多发病之一。因为怀孕期间黄体素分泌增加,使胃肠道平滑肌松弛,蠕动减缓,导致大肠对水分的吸收增加,粪便变硬而出现排便不畅。在怀孕后期,胎儿和子宫日益增大,对直肠产生一种机械性压迫,也会引起便秘。孕妇发生便秘时,切不可乱用泻药,否则会引起流产、早产,而采用食物疗法,既方便又可保证母子安全。

孕妇便秘中医辨证施粥调治可以选用下列粥方。

芝麻粥

【出　处】《健康报》2006.8.17.5 版“孕妇便秘用粥疗”。

【组　成】黑芝麻 30 克，粳米 100 克。

【制　作】黑芝麻炒热研碎，同粳米煮粥即可。

【服　法】早晚各服 1 次。

【功　效】滋阴补血，润肠通便。

【主　治】孕妇及老年人肝肾亏虚而引起的腰膝酸软、头昏耳鸣、须发早白或慢性便秘等。

【按　语】芝麻能润肠通便，适宜肠燥便秘之人服食。《上海中医杂志》1963 年 9 月介绍：赵某，女，65 岁，阴虚液燥，患有习惯性便秘已 5 年，每 4～5 天大便 1 次，伴有头晕肢麻，口苦咽干等症。选用古时《医镜》中桑麻丸方，以黑芝麻（炒）同冬桑叶等份为末，蜂蜜调和为丸，日服 12～15 克，1 个月而愈。

松子仁粥

【出　处】民间验方。

【组　成】松子仁 30 克，粳米 100 克。

【制　作】松子仁炒热研碎，同粳米煮粥即可。

【服　法】早晚各服 1 次。

【功　效】滋阴润肺，润肠通便。

【主　治】孕妇便秘，或慢性便秘等。

【按　语】海松子甘温，功能润肺温胃，散水除风。主治咳嗽，虚秘。松子仁，适宜慢性肠燥便秘者食用，有养液、润

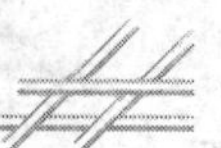

肺、滑肠之功。可用松子仁 30 克，每日早晚同粳米煮稀饭吃。或用松子仁 250～500 克，炒熟后捣烂，同白糖 500 克，再加适量清水，一同用文火熬成膏，冷却后装瓶内，每日早晚空腹用沸水冲饮。

柏子仁粥

【出　处】《健康报》2006.8.17.5 版“孕妇便秘用粥疗”。

【组　成】柏子仁 30 克，粳米 100 克，蜂蜜适量。

【制　作】将柏子仁洗净，去杂，捣烂，加粳米煮粥即成。

【服　法】早晚各服 1 次。服时兑入蜂蜜适量。

【功　效】养血安神，润肠通便。

【主　治】孕妇便秘，以及患有心悸、失眠的孕妇。

【按　语】柏子仁含有丰富的脂肪油，能润肠通便，适宜肠燥便秘之人服食。古时《世医得效方》中有润滑肠道而通便秘的“五仁丸”，就是以柏子仁配合松子仁、桃仁、杏仁、郁李仁为丸。亦可用柏子仁、火麻仁各 10 克，微炒研细，以绢包水煎 20 分钟，过滤，加白糖适量，一次顿服，每日 1 次，便通为度。另有柏子仁粥，取柏子仁 5 克，粳米 50 克，蜂蜜 15 克。将柏子仁、粳米共煮成粥，食用前调入蜂蜜即成。有安神养血、润肠通便的功效，亦适用于产后血虚所致大便秘结，失眠多梦者食用。

无花果粥

【出　处】《健康报》2006.8.17.5 版“孕妇便秘用粥疗”。

【组　成】无花果 30 克，粳米 100 克。

【制　作】先将粳米加水煮沸，然后放入无花果煮成粥即可。

【服　法】 服时加适量蜂蜜和砂糖，早晚各服1次。

【功　效】 滋阴止血，润肠通便。

【主　治】 孕妇便秘，以及有痔疮的孕妇。

【按　语】 无花果性平，味甘，有润肺清咽、健胃清肠的作用，《随息居饮食谱》中还说它能“清热、润肠”。慢性习惯性便秘者宜常食之。

胡桃肉粥

【出　处】 《健康报》2006.8.17.5版“孕妇便秘用粥疗”。

【组　成】 核桃仁30克，粳米50克。

【制　作】 核桃仁去皮捣烂。锅中加水及粳米，如常法煮粥待，粥熟后把核桃仁加入调匀即可。

【服　法】 早晚各服1次。

【功　效】 壮腰补肾，敛肺定喘，润肠通便。

【主　治】 孕妇便秘。

【按　语】 核桃适宜大便燥结之人服食，古有记载。《医林纂要》中就说：“核桃仁，润大肠，通热便。”民间常用核桃仁、黑芝麻各500克，炒后共研碎，早晚空腹用少许蜂蜜调服，既可补养身体，又治习惯性便秘；也可同粳米煮粥，早晚食用。核桃味甘，气热皮涩，肉润。功能通命门，利三焦，温肺润肠，补气养血；又佐补骨脂，一木一火，大补下焦，三焦通利。主治上而虚寒喘嗽，下而腰脚虚痛；内而心腹诸痛，外而疮肿诸毒，皆可除也。但动风痰，助肾水，有痰火积热者少服。

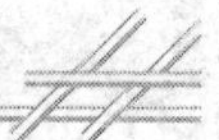

3.子烦

子烦即“妊娠心烦”,是妊娠期出现烦闷不安,心悸胆怯的病症,病因有阴虚、痰火和肝郁等。属于阴虚的,可见午后潮热,手心发热,舌红无苔,脉细数;属于痰火的,可见头晕,脘闷,恶心呕吐等;属于肝郁的,可见两胁胀痛,脉弦数等。子烦出于《诸病源候论》卷四十二。一说出于王肯堂《胎产全书》,亦名妊娠子烦。多因火热乘心,以致心惊胆怯,烦闷不安;或因素体阴血不足,孕后聚血养胎,阴血虚亏,心火偏亢所致,症见五心烦热,口干咽燥,干咳无痰等,治宜清热养阴,安神除烦,方用人参麦冬散(《妇科心得》:人参、麦冬、竹茹、茯苓、黄芩、知母、生地黄、炙甘草);或因有痰饮,孕后阳气偏盛,阳盛则热,痰热互结而上扰心肺,则心烦而兼见头晕心悸,脘闷呕吐,痰多等,治宜清热涤痰,用竹沥汤(《妇科心得》:竹沥、麦冬、黄芩、茯苓、防风)加减;若心烦而兼见两胁胀痛,乃肝郁所致,宜疏肝解郁、除烦。

子烦中医辨证施粥调治可以选用下列粥方。

酸枣仁粥

【出　处】《太平圣惠方》

【组　成】酸枣仁10克,粳米100克。

【制　作】将酸枣仁水煎取汁,去渣后入米煮粥;或将酸枣仁炒后研末,每取3克,待粥临熟时调入,再煮数沸即可。

【服　法】每日2～3次,温食。

【功　效】宁心,安神,养肝,敛汗。

【主　治】妊娠心烦,虚烦不眠,噩梦纷纭,惊悸怔忡,神经衰弱,记忆力减退,接受能力差,以及烦渴,盗汗,自汗。

【按　语】 凡有实邪或肠滑不固者忌食。酸枣仁功能养肝宁心安神,敛汗。适用于心肝血虚之心烦不眠、心悸怔忡、自汗盗汗。配知母、茯苓、川芎治虚烦不眠、心悸盗汗。一般用量为10～15克。

猪心羹

【出　处】《太平圣惠方》

【组　成】 猪心100克,粳米100克。

【制　作】 将猪心洗净,切成薄片,与淘洗干净的粳米一起用文火熬至粥稠后,加入适量的食盐及少许姜末即可。

【服　法】 趁温随意服用。

【功　效】 养心安神。

【主　治】 妊娠心烦,神经衰弱,心悸,失眠。

【按　语】 猪心宜选用新鲜者。

百合粥

【出　处】《寿亲养老新书》

【组　成】 百合50克,粳米100克,蜂蜜20克。

【制　作】 将百合洗净,切碎,与粳米煮粥。待粥临熟时,调入蜂蜜,再煮一二沸。

【服　法】 每日1～2次,温服。

【功　效】 清心安神,润肺止咳。

【主　治】 妊娠心烦。虚烦惊悸,神志恍惚,健忘,失眠。兼治热咳脚气。

【按　语】 ①凡风寒咳嗽及中寒便泄者禁用。②百合亦

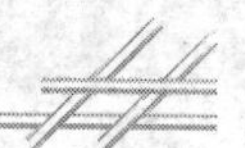

可煮熟晒干，研为细末，待粥临熟时，与蜂蜜同时加入，再煮三五沸。

猪心茯苓远枣粥

【出　处】《药粥妙用治百病》

【组　成】 猪心1具，茯苓15克，远志、酸枣仁各10克，粳米100克，姜丝、麻油、精盐、味精各适量。

【制　作】 先将猪心剖开，洗净，切片；茯苓、远志、酸枣仁分别洗净，装入纱布袋中，扎紧袋口。将粳米淘净，加水800毫升烧沸后加入药袋、猪心和姜丝，改用文火慢熬成粥，取出药袋，下食盐、味精、麻油调味。

【服　法】 每日2～3次，空腹温食。

【功　效】 补益气血，养心安神。

【主　治】 心脾两虚型妊娠心烦，症见善忘、心烦不安、夜卧不宁者。

【按　语】 每周服2～3剂。茯苓甘、淡、性平，含有茯苓酶、植物纤维素、葡萄糖、果糖及灰粉等，除胸胁逆气、心下结气，治疼痛、寒热烦满、咳逆、利小便、利水湿和脾胃，为缓和剂，适用于心下惊悸、小便不利、皮下水肿、睡眠不安等。

百枣猪脑粥

【出　处】《药粥妙用治百病》

【组　成】 百合15克，红枣5枚，猪脑1具，粳米100克。姜丝、麻油、食盐、味精各适量。

【制　作】 先将猪脑、百合洗净，切片；红枣去核。粳米加水烧开后，将百合及红枣、猪脑放入，转用小火慢熬成粥，然后再下食盐、味精，淋麻油，调味。

【服　法】 每日2～3次，空腹温食。

【功　效】 添精益髓，养心安神。

【主　治】 心脾两虚型妊娠心烦，症见善忘，精力不集中、夜卧不宁者。

【按　语】 每周服2～3剂。

黑豆珠母龟肉粥

【出　处】《药粥妙用治百病》

【组　成】 黑豆20克，珍珠母30克，乌龟1只(重约250克)，猪腔骨200克，粳米100克，姜丝、麻油、食盐、味精各适量。

【制　作】 先将黑豆、粳米，洗净；珍珠母捣碎，用纱布包好；乌龟砍成小块；猪腔骨洗净，敲裂。上料同入锅中，加水烧沸后再改用文火慢熬成粥，取出纱布包后下食盐、味精、麻油调味。

【服　法】 每日2～3次，趁温空腹食。

【功　效】 补肾益肝，滋阴潜阳。

【主　治】 肝肾阴虚型妊娠心烦，症见神志涣散、多动多语、五心烦热者。

【按　语】 1天服完，连服2～3天。

百合龙齿粥

【出　处】《药粥妙用治百病》

【组　成】 百合20克，龙齿20克，钩藤10克，粳米100克，冰糖适量。

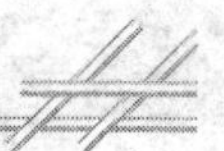

【制　作】 先将龙齿洗净敲碎，加水300毫升，先煎20分钟，再入钩藤，同煎20分钟，去渣取汁。粳米、百合加水同煮大火烧沸后，再加入冰糖和药汁，转用小火慢熬成粥。

【服　法】 每日2～3次，空腹温食。

【功　效】 清热镇静，养心安神。

【主　治】 湿热蕴结型妊娠心烦，症见善忘、精力不集中、夜卧不宁者。

【按　语】 每周服2～3剂。

百枣鸡蛋粥

【出　处】《药粥妙用治百病》

【组　成】 百合20克，红枣5枚，鸡蛋2枚，粳米100克，冰糖适量。

【制　作】 先将粳米加水烧沸后，再将百合、红枣放入，转用小火慢熬粥，最后打入鸡蛋和冰糖，熬至蛋熟，糖溶。

【服　法】 每日2～3次，空腹温食。

【功　效】 健脾益血，养心安神。

【主　治】 心脾两虚型妊娠心烦，症见食欲不振、心烦不安者。

【按　语】 分多次空腹温服，1天服完，连服2～3天。

栀子枣仁粥

【出　处】 民间验方。

【组　成】 栀子仁2克，炒酸枣仁5克，粳米100克。

【制　作】 将栀子仁、炒酸枣仁研为细末，待粳米粥临熟时加入，再煮数沸即可。

【服　法】 每日2～3次,温服。

【功　效】 清热泻火,凉血解毒。

【主　治】 子烦,妊娠心烦,症见心烦不眠、目赤、尿血、衄血、血痢、口疮。

【按　语】 脾虚便溏的忌食。

小麦粥

【出　处】《金匮要略·卷下·妇人妊娠病脉证并治第二十》

【组　成】 小麦50克。

【制　作】 将小麦淘洗干净,稍捣碎,加水煮为稀粥。

【服　法】 空腹时即温食,渴时饮粥汁。

【功　效】 滋阴润燥,养心益肾,除热止渴,敛汗。

【主　治】 妊娠心烦。阴液亏虚,发热口渴引饮,心烦,消渴,盗汗,自汗。

【按　语】 此粥宜稀且糜,不要稠。

葱白豆豉小米粥

【出　处】 民间验方。

【组　成】 葱白1握,淡豆豉30克,小米100克,红糖适量。

【制　作】 将葱白、淡豆豉、小米加水煮粥,食时加入红糖即可。

【服　法】 空腹服食,日食1次,温服。

【功　效】 养心,安神。

【主　治】 妇人妊娠心烦热不止者,神经衰弱,记忆力减

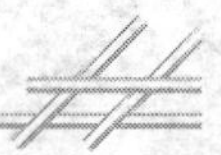

退,以及心脾虚损、气血不足、失眠健忘、惊悸怔忡等。

4.妊娠腹痛

妊娠期间,小腹疼痛反复发作的,称为妊娠腹痛。前人认为腹痛的原因是胞脉被胎儿“阻滞不通”,因此又称“胞阻”。

妊娠腹痛中医辨证施粥调治可以选用下列粥方。

附陈艾鸡粥

【出　处】 民间验方。

【组　成】 香附、陈艾叶各 10 克,杜仲 15 克,仔鸡 1 只(约 500 克),生姜 6 克,阿胶 15 克,粟米 100 克。

【制　作】 先将仔鸡去毛与内脏,洗净;入香附、陈艾叶、杜仲于砂锅内与鸡同炖,将熟时入生姜,再炖煮 20 分钟备用。粟米淘洗干净,放入砂锅,每次用热鸡汤加适量水,大火煮沸后改用小火煨煮 30 分钟;另锅放入阿胶,加水后用中火煮沸。待阿胶完全烊化后加入粟米粥中,搅匀即成。

【服　法】 早、晚分食。鸡肉及汤视食量大小分次服完。

【功　效】 温经散寒,补血固胎。

【主　治】 虚寒型妊娠腹痛。临床表现为妊娠期间小腹冷痛,面色苍白,形寒肢冷,纳少便溏,舌质淡,苔薄白,脉沉弱。

【按　语】 可入食盐调味。阿胶能滋阴补血润肠,亦适宜体虚便秘者食用。《仁斋直指方》中介绍:“治老人虚人大便秘涩,阿胶二钱,连根葱白三片,蜜二匙,水煎,去葱,入阿胶、蜜溶开,食前温服。”此法对产后虚弱,大便秘涩者亦宜。

黄芪桂枝羊肉粥

【出　处】民间验方。

【组　成】北黄芪20克，桂枝10克，生姜6片，红枣（去核）10枚，甘草3克，羊肉100克，粟米100克，饴糖30克。

【制　作】先将北黄芪、桂枝、生姜、甘草、水煎取汁，大火煮沸后入红枣、羊肉、粟米煮粥，临熟入饴糖即成。

【服　法】早、晚分食。鸡肉及汤视食量大小分次服完。

【功　效】温经散寒，补血固胎。

【主　治】虚寒型妊娠腹痛。临床表现为妊娠期间小腹冷痛，面色苍白，形寒肢冷，纳少便溏，舌质淡，苔薄白，脉沉弱。

【按　语】羊肉可同时服食，可入食盐调味。

枣杞圆肉鸡汁粥

【出　处】民间验方。

【组　成】红枣（去核）10枚，枸杞子30克，龙眼肉15克，仔鸡1只（约500克），粟米100克，饴糖30克。

【制　作】先将鸡去毛及内脏洗净，取肉100克与红枣、枸杞子、龙眼肉及粟米煮粥，临熟入饴糖即成。

【服　法】早、晚分食。鸡肉及汤视食量大小分次服完。

【功　效】补血固胎。

【主　治】血虚型妊娠腹痛。临床表现为妊娠期间小腹绵绵作痛，按之痛减，面色萎黄，心悸怔忡，头目眩晕，舌质淡红，苔薄白，脉细。

【按　语】鸡肉可同时服食，可入食盐调味。

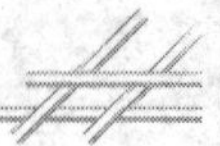

阿胶奶汁粥

【出　处】 民间验方。

【组　成】 阿胶 10 克，鲜牛奶 200 毫升，粟米 100 克，饴糖适量。

【制　作】 先将牛奶及粟米煮粥，临熟入阿胶、饴糖即成。

【服　法】 早、晚分食。

【功　效】 补血固胎。

【主　治】 血虚型妊娠腹痛。临床表现为妊娠期间小腹绵绵作痛，按之痛减，面色萎黄，心悸怔忡，头目眩晕，舌质淡红，苔薄白，脉细。

【按　语】 可以常服。

佛手粥

【出　处】 民间验方。

【组　成】 佛手 15 克，紫苏梗 15 克，粳米 60 克。

【制　作】 先将佛手、紫苏梗洗净，水煎取汁，待粳米粥八成熟时入药汁共煮至熟，入白糖少许调味即可。

【服　法】 早、晚分食。鸡肉及汤视食量大小分次服完。

【功　效】 疏肝解郁，止痛固胎。

【主　治】 气郁型妊娠腹痛。临床表现为妊娠期间胸腹胀满疼痛，以两胁尤甚，嗳气吐酸，烦躁易怒，苔薄腻，脉弦滑。

【按　语】 佛手可用香橼或代代花替代。

陈皮鸡蛋粥

【出　处】 民间验方。

【组　成】 陈皮10克，鸡蛋2枚，粳米60克，姜、葱、食盐各少许。

【制　作】 将陈皮洗净，置锅中文火焙脆后研末。把鸡蛋置碗中打散，调入陈皮末、姜和食盐拌匀，待粳米粥临熟时加入煮至蛋熟即成。

【服　法】 早晚分食。

【功　效】 疏肝解郁，止痛固胎。

【主　治】 气郁型妊娠腹痛。临床表现为妊娠期间胸腹胀满疼痛，以两胁尤甚，嗳气吐酸，烦躁易怒，苔薄腻，脉弦滑。

【按　语】 陈皮可用绿萼梅、佛手替代。

陈皮木香肉粥

【出　处】 民间验方。

【组　成】 陈皮3克，木香3克，生姜(切碎)5克，猪瘦肉(切片)100克，粳米60克，姜、食盐各少许。

【制　作】 先把陈皮、木香洗净，生姜切碎，水煎取汁，入粳米、猪瘦肉煮粥至熟，用食盐调味即成。

【服　法】 早晚分食。

【功　效】 疏肝解郁，止痛固胎。

【主　治】 气郁型妊娠腹痛。临床表现为妊娠期间胸腹胀满疼痛，以两胁尤甚，嗳气吐酸，烦躁易怒，苔薄腻，脉弦滑。

【按　语】 木香用量宜轻，亦可用代代花替代。

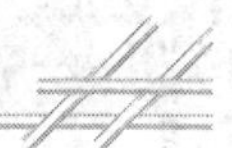

5.妊娠糖尿病

糖尿病是指由于内源性胰岛素缺乏和作用不足,以血糖升高为主,伴脂肪及蛋白质代谢异常的一组以长期高血糖为主要特征的代谢综合征。典型临床表现为“三多一少”即多饮、多尿、多食和体重减轻。妊娠妇女原来未发现糖尿病,在妊娠期,通常在妊娠中期或后期才发现的糖尿病,称为妊娠糖尿病,或称妊娠期糖尿病。妊娠前已有糖尿病的,是糖尿病病人妊娠期,称为糖尿病妊娠。在妊娠中期以后,尤其是在妊娠后期,胎盘分泌多种对抗胰岛素的激素,如胎盘泌乳素等,并且靶细胞膜上胰岛素受体数量减少,因而糖尿病易出现在妊娠后期。若对 100 名孕妇进行血糖检查,大约可以发现 3 名妊娠糖尿病患者。为及早检出妊娠糖尿病,一般在妊娠 24～28 周时,口服葡萄糖 50 克,服糖后半小时取血液测血糖,若血糖值大于 7.8 毫摩/升,则有可能是妊娠糖尿病,需再做 100 克葡萄糖耐量试验进行诊断。对于妊娠糖尿病,应积极控制血糖,以避免高血糖对胎儿造成的不良影响。分娩 3 个月以后,根据其血糖水平再做糖尿病临床分型,50％～70％的妊娠糖尿病在分娩后表现为 2 型糖尿病,一部分病人糖耐量恢复正常,仅个别病人转变为 1 型糖尿病。

本病中医学属“消渴”或“消瘅”范畴。妊娠糖尿病对胎儿发育有较大的影响。①巨大儿发生率增高,占妊娠期糖尿病的 25％左右。②死产发生率高,占 5％～10％。③新生儿死亡率高,至今仍有 4％～10％,其中最常见的死亡原因是新生儿呼吸窘迫症。糖尿病孕妇新生儿呼吸窘迫症发生率较非糖尿病孕妇新生儿高 5～6 倍。④新生儿低糖血症(血糖≤1.7

毫摩/升）。⑤高胆红素血症（早产儿＞0.18 毫摩/升，足月生产儿＞0.17 毫摩/升）。⑥低钙血症（血钙＜1.75 毫摩/升）。⑦胎儿畸形发生率比正常人高 2～3 倍。⑧早产发生率较高。

本病同时对母体也有不小的影响。对母体的影响有以下几方面：①妊娠高血压综合征患病率高。②羊水过多约占 25%。③孕期糖尿病易致低糖血症及酮症酸中毒。④妊娠期尿路感染发生率高。⑤糖尿病微血管病变如视网膜及肾脏病变都会因妊娠而加重。

早期诊断，及时治疗糖尿病，若能将母体血糖长期控制在正常范围，完全可以避免以上并发症。

食物疗法作为一种辅助手段，在糖尿病的治疗中起着重要的作用。俗话说："药补不如食补。"我们说"药疗不如食疗"，因为食物不但没有药物的不良反应，而且能充填胃肠、缓解饥饿，不但有病能治，而且未病能防。

需要注意的是，中医的食疗也讲究辨证施治，不同的证型要用不同的食疗处方。证型与食品的药物功用相对应，才能起到食疗作用。否则，滥用食疗处方会出现事与愿违的结果。另外，食疗食物也应计入每日摄入的总热能中。

妊娠期糖尿病中医辨证施粥调治可选用以下粥方。

山药南瓜粥

【出　处】《糖尿病自然疗法》

【组　成】南瓜 50 克，山药 50 克，粳米 100 克。

【制　作】将南瓜切丁、山药切片，粳米淘洗干净，加水煮粥即可。

【服　法】温服，每日 2～3 次。

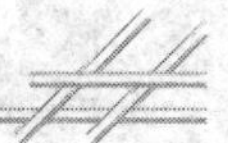

【功　效】 补中止渴。

【主　治】 糖尿病。

【按　语】 忌用食糖、蜂蜜调味。

桂黄浆粥

【出　处】《糖尿病自然疗法》

【组　成】 肉桂 3～5 克，熟地黄 5～15 克，韭菜 30 克，粳米 100 克，食盐少许。

【制　作】 将肉桂、熟地黄煎取浓汁，分 2 份与粳米煮粥。待粥沸后再加入鲜韭菜或韭菜汁、食盐即可。

【服　法】 温服，每日 2～3 次。

【功　效】 温阳补肾。

【主　治】 糖尿病(属于下消证者)。

【按　语】 忌用食糖、蜂蜜调味。

蚕 蛹 粥

【出　处】《糖尿病自然疗法》

【组　成】 带蚕蛹茧 10 个，粳米 100 克。

【制　作】 将带蚕蛹茧水煎，取汁去茧，然后与粳米煮粥即可。

【服　法】 温服，每日 2～3 次。

【功　效】 止渴益肾。

【主　治】 糖尿病(以小便频数为主要症状者)。

【按　语】 忌用食糖、蜂蜜调味。

山药麦麸粥

【出　处】 民间验方。

【组　成】 生山药60克，麦麸50克，粳米60克，酥油适量，粳米100克。

【制　作】 将生山药去皮捣为糊后，用酥油炒后令凝，用匙揉碎。然后将生山药、麦麸、酥油、粳米同入锅加水如常法煮粥即可。

【服　法】 温服，每日2～3次。

【功　效】 润肺健脾，益气固表。

【主　治】 气阴两虚或阴阳两虚型糖尿病。

【按　语】 忌用食糖、蜂蜜调味。

南瓜麦麸粥

【出　处】 民间验方。

【组　成】 南瓜150克，麦麸50克，粳米100克。

【制　作】 先将南瓜洗净，切成小方块入砂锅，加水煮至六成熟时，加入洗净的粳米，煮沸后，再加入麦麸，充分搅拌均匀，熬成粥即可。

【服　法】 温服，每日2～3次。

【功　效】 健脾补肾，滋阴止渴，降低血糖。

【主　治】 糖尿病。

【按　语】 ①南瓜又名麦瓜、北瓜、伏瓜。为葫芦科一年生蔓生藤本植物南瓜的果实，味甘性温，功能补中益气，消炎止痛，解毒杀虫。②凡患气滞湿阻之病者忌服。③忌用食糖、蜂蜜调味。

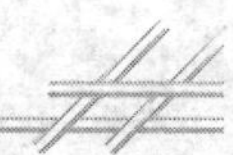

杞子萝卜粥

【出　处】《糖尿病自然疗法》

【组　成】枸杞子15克，胡萝卜2根，粳米100克。

【制　作】将胡萝卜洗净，切成小丁，与枸杞子、洗净的粳米一同入锅，加适量水煮成稀粥即可。

【服　法】温服，每日2～3次，连服3～5剂。

【功　效】滋阴补血，降糖降血压。

【主　治】糖尿病。

【按　语】忌用食糖、蜂蜜调味。

地黄猪胰粥

【出　处】民间验方。

【组　成】鲜生地黄25克，猪胰30克，粳米100克。

【制　作】鲜生地黄洗净捣烂，用纱布挤汁。先将粳米置锅内，加水500毫升，煮成稠粥后，再将生地黄汁加入，文火再煮一沸即可。

【服　法】温服，每日2～3次。

【功　效】清热凉血，养阴生津。现代药理研究表明，生地黄具有加强心肌收缩，利尿及降低血糖作用。

【主　治】阴虚热盛型糖尿病，症见烦渴多饮、多食易饥、尿频量多、大便干结、舌红少津、苔黄而燥、脉滑数。

【按　语】①猪胰味甘性平，功能益肺补脾，润燥。②忌用食糖、蜂蜜调味。

山药粥

【出　处】民间验方。

【组　成】生山药60克，粳米60克，酥油适量。

【制　作】先将粳米加水如常法煮粥。山药去皮指为糊状后用酥油炒熟，令凝，用匙揉碎，放入粥内拌匀即可。

【服　法】空腹温服，可作早点食用。连服3～5剂。

【功　效】润肺健脾，益气固肾。

【主　治】气阴两虚或阴阳两虚型糖尿病，可见神疲乏力，口干咽干，食欲减退，腰膝酸软，大便干结或泄泻与便秘交替出现，或兼见心悸自汗，或眩晕耳鸣，或肢体麻痛，或视物模糊。舌胖有齿痕或舌质暗淡，苔白或干，脉沉细无力。

【按　语】外感时疫者慎用。

葛根粉粥

【出　处】民间验方。

【组　成】葛根30克，粳米100克。

【制　作】先将葛根切片，水磨澄取淀粉。粳米浸泡一宿，与葛根粉同入砂锅内，加水500毫升，文火煮至粥稠即可服用。

【服　法】空腹温服，可作早点食用。

【功　效】清热除烦，生津止渴。

【主　治】阴虚火旺型糖尿病，可见口干多饮，心烦易怒，性情急躁，多食易饥，大便干结，尿色浑黄，舌红少津，舌苔黄燥，脉象滑数。

【按　语】①外感时疫者慎用。②现代药理研究证明，

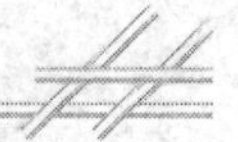

葛根有降低血糖作用,并能扩张心脑血管,具有温和的降血压作用。又方:葛根粉30克,好大米60克,加水2碗煮粥,粥将成时加葛根粉,调匀成糊,分2餐食用。用治糖尿病。

生地黄粥

【出　处】 民间验方。

【组　成】 鲜生地黄150克,粳米100克。

【制　作】 鲜生地黄洗净捣烂,用纱布挤汁。粳米加水500毫升,煮成稠粥后,将生地黄汁加入,文火再煮一沸即可。

【服　法】 每日1~2次,空腹温服。

【功　效】 清热凉血,养阴生津。

【主　治】 阴虚热盛型糖尿病,可见烦渴多饮,多食易饥,尿频量多,大便干结,舌红少津,苔黄而燥,脉滑数。

【按　语】 ①外感时疫者慎用。②现代药理研究表明,生地黄具有加强心肌收缩,利尿及降低血糖作用。

八珍粥

【出　处】 《中医药信息报》1995.(10)。

【组　成】 怀山药30克,枸杞子30克,薏苡仁30克,核桃仁30克,荞麦30克,绿豆30克,玉米面50克,黄芪20克。

【制　作】 先将黄芪煎煮30分钟,再加上其他原料(除玉米面外)共煎,待煮熟后拌入玉米面煮成粥即可。

【服　法】 早餐时食,连食数日。

【功　效】 益气健脾,滋肾降糖。

【主　治】 糖尿病。

【按　语】 忌用食糖,蜂蜜调味。荞麦甘寒。功能降气,宽肠胃沉积,泄痢带浊,痘疮溃烂,汤火灼伤。脾胃虚寒者勿服。

(四)产后疾病

1.产后便秘

产后便秘,是指妇女产后饮食如常,大便数日不解,或排便时干燥疼痛,难以解出者。临床表现为产后大便干燥,数日不解,或解时艰涩难下,但腹无胀痛,饮食如常,面色萎黄,皮肤不润,舌质淡,苔薄,脉虚涩。

产后大便难中医辨证施粥调治可选用以下粥方。

苏子麻仁粥

【出　处】 民间验方。

【组　成】 火麻仁 15 克,紫苏子 15 克,粳米 60 克。

【制　作】 先将火麻仁、紫苏子捣烂如泥,然后加水慢研,滤汁去渣,以药汁煮粳米为稀粥即可。

【服　法】 空腹食用,每日 1～2 次,便通停服。

【功　效】 润燥滑肠,通淋活血。

【主　治】 产后便秘,肠燥便秘,食滞肠胃,胀闷不适。

【按　语】 ①不得久食,过量食。②肠滑者禁食。

蜂蜜芝麻粥

【出　处】 民间验方。

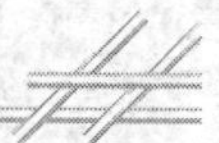

【组　成】 蜂蜜100克，黑芝麻(研末)60克，粳米60克。

【制　作】 先将蜂蜜、黑芝麻调和蒸熟，再将粳米煮为稀粥，临熟加入蜂蜜、黑芝麻即可。

【服　法】 空腹食用，每日1～2次，连服3～5剂，便通停服。

【功　效】 润燥滑肠，通淋活血。

【主　治】 产后便秘，肠燥便秘，食滞肠胃，胀闷不适。

【按　语】 肠滑者禁食。

桑椹芝麻粥

【出　处】 民间验方。

【组　成】 桑椹30克，黑芝麻60克，火麻仁10克，柏子仁10克，糯米50克，粳米60克。

【制　作】 先将黑芝麻炒香，桑椹、火麻仁、柏子仁煎汤。取药汁代水，将粳米煮为稀粥，临熟加入黑芝麻即可。

【服　法】 空腹食用，每日1～2次，便通停服。

【功　效】 润燥滑肠，通淋活血。

【主　治】 产后便秘，肠燥便秘，食滞肠胃，胀闷不适。

【按　语】 肠滑者禁食。柏子仁辛甘而润，其气清香，能透心肾而悦脾，养心气，润肾燥，助脾滋肝；又能益智宁神，聪耳明目，益血止汗，除风湿，愈惊悸，泽皮肤。

麻子仁粥

【出　处】《圣济总录》

【组　成】 火麻仁5克，粳米100克。

【制　作】 先将火麻仁捣碎，水煎去渣取药汁，入米煮粥即可。

【服　法】 每日1～2次，便通停服。

【功　效】 润燥滑肠，通淋活血。

【主　治】 产后便秘，肠燥便秘，食滞肠胃，胀闷不适，小溲淋涩灼热，赤白痢疾。

【按　语】 ①不得久食，过量食。②肠滑之禁食。

番薯生姜红糖粥

【出　处】 民间验方。

【组　成】 番薯400克，生姜3片，粟米100克，红糖适量。

【制　作】 先将生姜洗净、切细，番薯削皮、切成小块，加适量水与粟米共煮粥，待粥煮熟后加入生姜末、红糖，再煮片刻即可。

【服　法】 每日1次，空腹温食，连服3～5剂。

【功　效】 宽肠通便，益气生津，补中和血。

【主　治】 妇女产后血虚便秘。亦可治老年人肠燥便秘。

【按　语】 多吃番薯，可治便秘，使大便畅通易解，民间多有此经验。《本草求原》亦有记载，认为红薯"凉血活血，宽肠胃，通便秘，去宿瘀脏毒"。慢性便秘者食之尤宜。亦可用鲜红薯叶250克，加油、盐炒菜吃，一次吃完，早晚空腹各吃1次，适宜于大便燥结患者。

2.产后小便不通

由于会阴伤口疼痛及分娩时膀胱和尿道受损及压迫，可能在产后有小便不通或解不干净的感觉，产妇应于产后 2 小时开始解小便，若解小便不畅，应通知护理人员协助。有些产妇在分娩后出现小便不利，身体水肿的现象，大量补充水分时容易加重心脏的负担。如果把玉米须放在沸水中煮，每天当茶饮用，会帮助利尿，从而减轻水肿，而且不增加心脏的负担，还具有减肥作用。方法为把 200 克玉米须放在 700～800 毫升的沸水中煮，待煮到 1/3 水量时即成，每天饮用 1 杯。发生尿痛者，剖宫产较经阴道产为多。主要原因有：剖宫产者均留置导尿管，拔管后尿道黏膜轻损伤；经阴道产因天气热，出汗多，会阴清洁护理不当所致。

产后小便难中医辨证施粥调治可选用以下粥方。

浆水葱白粥

【出　处】《太平圣惠方》

【组　成】葱白(去须)5 克，粳米 100 克。

【制　作】将淘洗干净的粳米加入适量的浆水熬至粥成，加入葱白即可。

【服　法】每日 2 次，温服，连服 3～5 剂。

【功　效】调中和胃，化滞止泻。

【主　治】妊娠腹痛，小便不通。

【按　语】脾胃虚寒者忌用。

滑石生黄芪当归粥

【出　处】民间验方。

【组　成】生黄芪 20 克，当归 15 克，滑石 9 克，粳米 100 克。

【制　作】 先将生黄芪、当归、滑石用水煎取药汁，滤去渣，澄清后入米煮粥即可。

【服　法】 每日1～2次，待冷时或趁温食。

【功　效】 清热，渗湿，利窍。

【主　治】 产后小便淋涩疼痛，水泻，热痢。

【按　语】 脾胃气弱及热病津伤者忌食。

木通冬葵粥

【出　处】《太平圣惠方》

【组　成】 冬葵子15克，木通6克，粳米100克。

【制　作】 先以水煎木通、冬葵子，取药汁代水，入粳米煮粥即成。

【服　法】 早晚饥时各食1次。

【功　效】 泻火行水。

【主　治】 小溲赤涩，淋浊，经期口疮、口糜。

【按　语】 ①内无湿热，或津亏，气弱，尿频者忌服。②可加红糖调味。冬葵子甘寒淡滑。功能润燥利窍，通营卫，滋气脉行津液；亦利二便，消水肿，通关格，下乳，滑胎。秋葵复种，经冬至春，作子者，名冬葵子。根叶同功，春葵子亦滑，不堪入药。

3.产后缺乳

产后乳汁甚少或点滴全无，称为缺乳，或称为乳汁不足。产后乳少，甚或全无，乳房柔软，不胀不痛，或乳房胀硬而痛，伴发热，胸胁胀痛，食欲不振等。

产后缺乳中医辨证施粥调治可选用以下粥方。

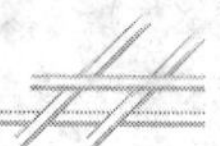

通草猪蹄粥

【出　处】 民间验方。

【组　成】 母猪蹄1只，通草10克，粳米100克，食盐适量。

【制　作】 先将母猪蹄洗净、剁碎，通草洗净同煮成汤，去通草，取汤代水，再与粳米煮粥即成，加食盐调味。

【服　法】 空腹温服，每日1次。连服20～30天，坚持服食效果更佳。

【功　效】 补虚通乳。

【主　治】 产后气血不足的缺乳。临床表现为产后乳少甚或全无，乳汁清稀，乳房柔软感，面白无华，神疲食少，舌质淡，苔少，脉虚细。

【按　语】 又有猪蹄通乳汤：猪蹄（去毛洗净）2只，通草5克，水适量文火炖至烂，加姜、葱、食盐各适量调味，每日食肉喝汤数次，连服数日。

羊肉猪蹄粥

【出　处】 民间验方。

【组　成】 羊肉200克，猪蹄2只，粳米100克，食盐适量。

【制　作】 先将母猪蹄，洗净，剁碎；羊肉洗净，切片。将猪蹄、羊肉与粳米煮粥，加食盐调味即成。

【服　法】 每日2次，连服4～5日，坚持服食效果更佳。

【功　效】 补虚通乳。

【主　治】 产后气血不足的缺乳。临床表现为产后乳少甚或全无，乳汁清稀，乳房柔软感，面白无华，神疲食少，舌质淡，苔少，脉虚细。

【按　语】 羊肉甘热属火，功能补虚劳，益气血，壮阳道，开胃健力，通气发疮。

花生黄豆猪蹄粥

【出　处】 民间验方。

【组　成】 花生仁 60 克，黄豆 50 克，猪蹄 2 只，粳米 100 克，食盐适量。

【制　作】 将母猪蹄洗净，剁碎，先煮猪蹄 30 分钟，弃去污沫，下花生仁、黄豆和粳米煮粥，加食盐调味即成。

【服　法】 每日 2 次，连服 4～5 日，坚持服食效果更佳。

【功　效】 补虚通乳。

【主　治】 产后气血不足的缺乳。临床表现为产后乳少甚或全无，乳汁清稀，乳房柔软感，面白无华，神疲食少，舌质淡，苔少，脉虚细。

【按　语】 落花生辛香，功能辛能润肺，香能舒脾，果中佳品。

山甲通乳粥

【出　处】 民间验方。

【组　成】 穿山甲 10 克，丝瓜络 20 克，猪蹄筋 100 克，佛手 10 克，粳米 100 克，食盐、姜汁各少许。

【制　作】 将穿山甲、丝瓜络、佛手纱布包好，猪蹄洗净并剁碎，与粳米一起煮粥，去纱布袋后加食盐、姜汁调味即成。

【服　法】 每日 1 次，连服 3～4 日，坚持服食效果更佳。

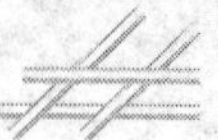

【功　效】 疏肝解郁，通络通乳。

【主　治】 产后肝郁气滞的缺乳。临床表现为产后乳汁分泌少，甚或全无，胸胁胀闷，抑郁不乐，或有微热，食欲不振，舌淡红，苔薄黄，脉弦细数。

【按　语】 穿山甲咸寒，入厥阴、阳明（肝、胃）经。功能通经下乳，消肿溃痈，止痛排脓，和伤发痘。

逍遥猪蹄粥

【出　处】 民间验方。

【组　成】 北柴胡 6 克，当归 12 克，白芍 15 克，川芎 6 克，青皮 10 克，穿山甲 10 克，猪蹄 2 只，粳米 100 克，食盐、姜汁各少许。

【制　作】 将北柴胡、当归、白芍、川芎、青皮、穿山甲用纱布包好；猪蹄洗净、剁碎，和粳米煮粥，去纱布袋后加食盐、姜汁调味即成。

【服　法】 每日 1 次，连服 3～4 日，坚持服食效果更佳。

【功　效】 疏肝解郁，通络通乳。

【主　治】 产后肝郁气滞的缺乳。临床表现为产后乳汁分泌少，甚或全无，胸胁胀闷，抑郁不乐，或有微热，食欲不振，舌淡红，苔薄黄，脉弦细数。

橙酒佛手粥

【出　处】 民间验方。

【组　成】 甜橙 1 个，鲜佛手（切片）10 克，米酒 1 汤匙，粳米 100 克。

【制　作】 将甜橙去皮、核，用干净纱布绞汁，加入佛手、米酒，与粳米煮粥即成。

【服　法】 每日1次，连服3～4日，坚持服食效果更佳。

【功　效】 疏肝解郁，通络通乳。

【主　治】 产后肝郁气滞的缺乳。临床表现为产后乳汁分泌少，甚或全无，胸胁胀闷，抑郁不乐，或有微热，食欲不振，舌淡红，苔薄黄，脉弦细数。

芪肝带鱼粥

【出　处】《药粥》

【组　成】 猪肝50克，黄芪30克，带鱼段50克，粳米100克，生姜丝10克，葱末15克，食盐2克，味精3克，料酒5毫升，胡椒粉2克，麻油2克，芫荽末10克。

【制　作】 先将黄芪加清水适量煮成汤。猪肝洗净并切片，带鱼段洗净，与粳米、生姜丝、葱末、食盐、料酒、黄芪汤共煮粥，熟后调入味精、胡椒粉、麻油，撒上芫荽末即成。

【服　法】 空腹温服，日食1次，连服20～30天，坚持服食效果更佳。

【功　效】 补肝益气通乳。

【主　治】 产后气血不足的缺乳。

【按　语】 黄芪性味甘温，益气。猪肝性味甘苦而温，补肝养血。

花生仁猪蹄粥

【出　处】 民间验方。

【组　成】 母猪蹄1只，花生仁50克，粳米100克，红糖适量。

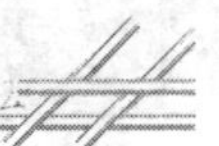

【制　作】 先将母猪蹄洗净并剁碎，花生仁洗净，同粳米一起加水煮粥即成。

【服　法】 空腹温服，日食1次，连服10～15天，坚持服食效果更佳。

【功　效】 补虚通乳。

【主　治】 产后气血不足的缺乳。

二瓜鲢鱼粥

【出　处】 民间验方。

【组　成】 鲢鱼1尾，冬瓜皮150克，丝瓜仁30克，粳米100克。

【制　作】 先将鲢鱼去鳞及肠杂，并洗净，再将冬瓜皮、丝瓜仁洗净，同粳米煮粥即成。

【服　法】 空腹温服，日食1次。

【功　效】 补虚通乳。

【主　治】 产后气血不足的乳少、无乳，连服10～15天，坚持服食效果更佳。

二瓜鲢鱼赤小豆粥

【出　处】 民间验方。

【组　成】 鲢鱼1尾，冬瓜皮150克，丝瓜仁30克，赤小豆30克，粳米100克。

【制　作】 先将鲢鱼去鳞及肠杂，并洗净，再将冬瓜皮、赤小豆、丝瓜仁洗净，同粳米煮粥即成。

【服　法】 空腹温服，每日1次，连服10～15天，坚持服食效果更佳。

【功　效】 补虚通乳。

【主　治】 产后气血不足的乳少、无乳。

【按　语】 还有治妇女产后无乳或乳少验方为：鸭（去毛及内脏）1只，猪蹄2只，同煮汤调味食用。

姜醋木瓜粥

【出　处】 民间验方。

【组　成】 鲜木瓜1个，生姜15克，米醋30毫升，粳米100克。

【制　作】 先将鲜木瓜、生姜切片，与米醋及粳米煮粥即成。

【服　法】 空腹温服，日食1次，连服3～5天，坚持服食效果更佳。

【功　效】 补气活血，祛风散瘀，解郁调中，解毒消积，补虚通乳。

【主　治】 产后气血不足的乳少、无乳；亦适用于病后体虚。

【按　语】 还有验方为：鲜木瓜（切片）1个，生姜30克，米醋30毫升，同煮熟食用。

土瓜根通草漏芦猪蹄粥

【出　处】《本草纲目》

【组　成】 母猪蹄1个，土瓜根、通草、漏芦各15克，粳米100克，葱、淡豆豉各适量。

【制　作】 先将母猪蹄洗净熬汤，土瓜根、通草、漏芦洗净同煮成汤，去渣，取二汤代水，再与粳米、葱、淡豆豉煮粥

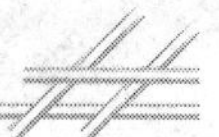

即成。

【服　法】 空腹温服，每日1次，连服20～30天，坚持服食效果更佳。

【功　效】 补虚益血通乳。

【主　治】 产后气血不足的缺乳。

4.恶露不尽

在产褥期，产妇身体各个器官除乳房外，将逐步恢复到孕前状态，特别是生殖器官。增大的子宫逐渐缩小，大约产后6周恢复到近似非孕期子宫大小；扩大的子宫颈口经两周左右逐渐关闭；子宫内膜约需产后3周再生修复，胎盘剥离处修复缓慢，约需产后6周方完全修复；伴随着子宫的复旧、血窦的关闭及内膜的修复，产后有血液、坏死蜕膜等排泄物自阴道流出，称恶露。正常时血液成分逐日减少，经2周左右变为白色恶露，再持续1～2周始干净。

恶露不尽中医辨证施粥调治可选用以下粥方。

鲤鱼红豆粥

【出　处】 民间验方。

【组　成】 鲤鱼1尾，红豆30克，糯米100克。

【制　作】 将鲤鱼去头、尾及骨头，取肉与糯米一起放入砂锅，加清水适量，武火煮沸后，文火共煮粥，直至红豆烂即成。

【服　法】 分2次，随意服用，连服3～5剂。

【功　效】 清热利湿，止带。

【主　治】 妇女产后恶露淋漓，涩滞不爽，量少，色紫暗有块，小腹疼痛拒按。

【按　语】 月子里多吃鲤鱼，能够帮助子宫尽快排出所谓的“余血”，也就是医学上所说的“恶露”。因为，鱼类所富含的蛋白质可以提高子宫的收缩力，特别是鲤鱼比其他鱼类更能促进子宫收缩，而恶露的排出与子宫的收缩力密切相关。

大蒜鲤鱼炮姜粥

【出　处】 民间验方。

【组　成】 鲤鱼1尾，大蒜50克，炮姜15克，糯米100克。

【制　作】 将鲤鱼去内脏、头、尾及骨头，洗净；大蒜去衣切细。鲤鱼取肉与大蒜、炮姜、糯米一起放入砂锅，加清水适量，武火煮沸后，文火共煮粥，直至粥稠即成。

【服　法】 分2次，随意服用。

【功　效】 祛瘀止血。

【主　治】 妇女产后恶露淋漓，涩滞不爽，量少，色紫暗有块，小腹疼痛拒按。

【按　语】《古方今用》介绍，可用大蒜30克煎洗患处。另外，《中药大辞典》记载：50%大蒜甘油明胶栓剂，塞入阴道内，每日1次，连用7日，有效。

坤草粥

【出　处】 民间验方。

【组　成】 鲜益母草30～60克（或干品15～30克），粳米100克，红糖适量。

【制　作】 将益母草煎水取药汁，加入粳米、红糖煮粥

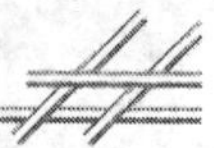

即成。

【服　法】 每日分2次温服，病愈即停。

【功　效】 祛瘀止血。

【主　治】 妇女产后恶露淋漓，涩滞不爽，量少，色紫暗有块，小腹疼痛拒按。

【按　语】 气血虚少引起的恶露不绝忌用。

莲藕桃仁粥

【出　处】 民间验方。

【组　成】 莲藕250克，桃仁15克，粳米100克，红糖适量。

【制　作】 将莲藕洗净，切小块。桃仁煎水取汁，加入粳米及莲藕块煮粥，临熟加入红糖调味即成。

【服　法】 每日分2次温服，病愈即停。

【功　效】 祛瘀止血。

【主　治】 妇女产后恶露排出不畅或闭经。

【按　语】 气血虚少引起的恶露不绝忌用。又方：莲藕250克，洗净切小块，桃仁12克，放入铝锅或砂锅内(忌用铁锅)，加适量水共煮汤，煮熟后加少量食盐调味即可食用。

桃仁山楂猪肝粥

【出　处】 民间验方。

【组　成】 桃仁10克，山楂20克，猪肝100克，粳米100克。

【制　作】 将猪肝洗净，去筋膜后切小片。桃仁、山楂加水煎取药汁，加入粳米煮粥，临熟加入猪肝，再煮至肝熟即成。

【服　法】 每日分 2 次温服，连服 3～5 剂，病愈即停。

【功　效】 祛瘀止血。

【主　治】 妇女产后恶露排出不畅或闭经。

【按　语】 肝应取自健康猪，且应当日用。

5.产后腹痛

产后腹痛又名儿枕痛，是以新产后出现小腹阵阵作痛难忍为主要表现的产后疾病。其病名出自《金匮要略·妇人产后病脉证并治》曰："产后腹痛，烦满不得卧，枳实芍药散主之。……假令不愈者，此为腹中有干血着脐下，宜下瘀血汤主之。"多因血虚、寒凝、血瘀、食滞所致。食疗应以调养气血，通络止痛，调经散寒，活血化瘀为主。本病相当于西医学所说产后宫缩痛。多发于产后 3～4 天，下腹部阵发性疼痛，或隐隐作痛多日不缓解，无寒热现象，恶露可有异常变化，腹痛可因哺乳而加重。

产后腹痛中医辨证施粥调治可选用以下粥方。

山楂粥

【出　处】《粥谱》

【组　成】 山楂 20 克，粳米 100 克。

【制　作】 先将山楂加水煎煮，滤去渣，以山楂汁代水入粳米煮粥即成。

【服　法】 每日 1～2 次，温服。

【功　效】 消食积，散瘀血，驱绦虫。

【主　治】 产后腹痛，癥瘕积聚，经行泄泻，肉积，痢疾。

【按　语】 脾胃虚弱较甚者慎用。

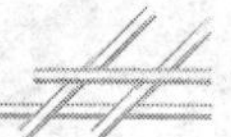

红糖鸡蛋山楂粥

【出　处】 民间验方。

【组　成】 红糖 60 克，鸡蛋 2 个，山楂 20 克，粳米 100 克。

【制　作】 先将山楂加水煎煮，滤去渣，以山楂汁代水入粳米、红糖煮粥，临熟再打入鸡蛋，稍煮即可。

【服　法】 每日 1～2 次，温服。

【功　效】 消食积，散瘀血。

【主　治】 产后腹痛，亦治妇女血虚，月经不调。

【按　语】 又有验方：用红糖 60 克，鸡蛋 2 个，用水煎，于月经干净后服食，治妇女血虚，月经不调。

益母草山楂粥

【出　处】 民间验方。

【组　成】 鲜益母草 20 克，山楂 20 克，粳米 100 克。

【制　作】 取鲜益母草洗净，切碎，与山楂一同水煎取汁，去渣后入粳米煮粥即成。

【服　法】 每日 1～2 次，温服。

【功　效】 活血，祛瘀，止痛。

【主　治】 产后腹痛，亦治妇女月经不调。

【按　语】 ①凡阴虚血少之忌食。②无鲜益母草，可用干品7～10 克替代。

红糖鸡蛋山楂艾叶粥

【出　处】 民间验方。

【组　成】 红糖60克，鸡蛋2个，山楂、炒艾叶各20克，粳米100克。

【制　作】 先将山楂、炒艾叶各加水煎煮，滤去渣，以山楂艾叶汁代水，入米、红糖煮粥，临熟再打入鸡蛋，稍煮即可。

【服　法】 每日1～2次，温服。

【功　效】 消食积，散瘀血。

【主　治】 产后腹痛，亦治妇女血虚，月经不调。

【按　语】 鸡蛋有助于尽快恢复体力并预防贫血。有些人不喜欢吃鸡蛋，但它却是坐月子时必须吃的一种食物。因为，在分娩时产妇消耗了大量的体力和精力，加上分娩时及分娩后身体失血，因此身体很虚弱，还容易发生缺铁性贫血。

甘松粥

【出　处】《饮食辨录》

【组　成】 甘松3克，粳米100克。

【制　作】 先将甘松研为细末，并将粳米煮粥，待粥临熟时兑入甘松末，再煮一二沸即成。

【服　法】 早晚各1次，空腹温服，连服3～5剂。病愈即停，不宜久食。

【功　效】 醒脾健胃，理气止痛。

【主　治】 产后腹痛，亦治胃脘疼痛，胸腹胀满，蛔虫症，头痛，厌食症。

良姜粥

【出　处】《饮膳正要》

【组　成】 高良姜3克，粳米100克。

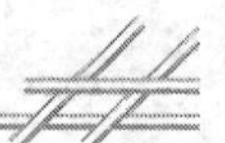

【制　作】将高良姜用水煎取汤汁，去渣后入米煮粥即成。

【服　法】每日2～3次，空腹温服。

【功　效】温胃散寒，行气止痛。

【主　治】产后腹痛，亦治脾胃中寒，脘腹冷痛，恶心呕吐，厌食泄泻，食滞冷癖。

【按　语】阴虚有热者忌食。

荜茇粥

【出　处】《食医心镜》

【组　成】荜茇5克，胡椒0.3克，肉桂3克，粳米100克。

【制　作】先将荜茇、胡椒、肉桂研为极细末，待粳米粥临熟时加入细末，再煮二三沸即可。

【服　法】每日1～2次，温服。

【功　效】温中，散寒，止痛。

【主　治】产后腹痛，亦治胃寒呕吐，脘腹冷痛，食欲不振，肠鸣泄泻。

【按　语】凡为实热证及阴虚火旺者忌食。荜茇辛热，功能除胃冷，温中下气，消食祛痰。主治水泻气痢，虚冷肠鸣，冷痰恶心，呕吐酸水，癖阴疝。辛散阳明之浮热，治头痛，牙痛，鼻渊。多服泄真气，动脾肺之火，损目。

荜澄茄粥

【出　处】《滇南本草》

【组　成】粳米100克，荜澄茄1.5克。

【制　作】 将粳米淘洗干净，加水用文火熬至粥成，加入捣碎研为细末的荜澄茄及少许调味品，再煮片刻即可。

【服　法】 每日2次，温服。

【功　效】 温肾暖脾，促胃消食，散寒止痛。

【主　治】 产后腹痛，亦治寒疝腹痛，胃寒呕吐。

【按　语】 阴虚血分有热、发热咳嗽者禁用。

6.产褥中暑

妇女在暑月产育，因居室高温闷热，空气湿度大，无风，汗蒸发困难，衣被过厚，体热不能及时散发，体内热能蓄积过多所致产褥中暑。当然，如出汗过多，身体里水和盐大量排出，得不到及时补充，水盐代谢发生障碍，也会中暑。身体过度疲劳，体弱多病也是发生中暑的原因。本病是以胸闷头晕、恶心、发热、汗出异常等为主要表现的产后疾病。中暑俗称发痧，是炎夏易发的疾病。在一般情况下，人体产热和散热正好相等，所以人的体温总是保持在37℃左右。为了预防中暑，应注意室内降温，注意休息及睡眠。另外，防暑饮料和药物，如酸梅汁、仁丹、十滴水、清凉油等也不可少。

产褥中暑中医辨证施粥调治可选用以下粥方。

丝瓜叶粥

【出　处】《老老恒言》

【组　成】 丝瓜叶100克，粳米100克。

【制　作】 先将丝瓜叶水煎取汁，滤去渣，入粳米煮粥即成。

【服　法】 每日1～2次，连食数日。

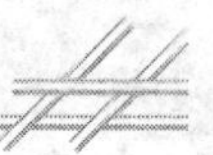

【功　效】 清热，解毒，消暑。

【主　治】 产褥中暑，亦可防治热疖疮疽、夏季热、尿赤涩、疰夏。

【按　语】 脾胃虚寒、湿泻者忌食。丝瓜又名胜瓜，去皮清暑、解渴、健脾。《老老恒言·卷五·粥谱说》："丝瓜叶粥；丝瓜性消寒，除热利肠，凉血解毒，叶性相类。瓜长而细，名马鞭瓜，其叶不堪用；瓜短而肥，名丁香瓜，其叶煮粥甚美。拭去毛，或姜汁洗。"《随息居饮食谱》："丝瓜叶，消暑解毒。治痧秽腹痛，绞汁服。"

菱实粉粥

【出　处】《本草纲目》

【组　成】 菱实粉 25 克，粳米 25 克。

【制　作】 先将粳米煮沸为稀粥，待粥临熟时，用冷水调菱实粉，逐渐加入粥中，不断搅动即成。

【服　法】 每日 1～2 次，趁温或待冷食均可。

【功　效】 益气健脾，解暑行水。

【主　治】 产褥中暑，食欲不振，肌肉酸痛，疰夏。

【按　语】 不可多食，多食或可致腹胀。如腹胀者，可饮姜汁数毫升解之。

鹤草红枣粥

【出　处】 经验方。

【组　成】 粳米 50 克，仙鹤草 30 克，红枣 5 枚。

【制　作】 先将仙鹤草加水煮汤取汁，滤去渣后加入粳米及红枣熬粥即成。

【服　法】 每日2次，空腹温服。

【功　效】 止血止痛，健脾益胃。

【主　治】 产褥中暑，疰夏，尿血。

【按　语】 仙鹤草在煮取汤汁前，应用温水淘洗去除泥沙。

麦甘鸡蛋粥

【出　处】《家用粥方》

【组　成】 鸡蛋(取清)3枚，麦冬9克，甘草6克，白糖10克，粳米100克。

【制　作】 将麦冬、甘草加水浓煎取汁，滤去渣后加入粳米熬粥，临粥熟，加入鸡蛋清、白糖搅匀即可食用。

【服　法】 分为2份，早晚各食1份，连服3～5日。

【功　效】 育阴清热，解暑。

【主　治】 产褥中暑，亦治小儿夏季热。

【按　语】 ①麦冬应去心用。②亦可将麦冬甘草药汁趁热冲入鸡蛋清(先打成浆)碗中，加白糖，候冷食。

三鲜粥

【出　处】《常见病食物疗法》

【组　成】 鲜芦根、鲜石斛、鲜佩兰各30克，粳米50克。

【制　作】 先将鲜芦根、鲜石斛、鲜佩兰，洗净煎汤500毫升左右，滤取药汁加粳米煮成稀粥，添加白糖适量调味。

【服　法】 每日1～2次，可早晚服食，连食数日。

【功　效】 清热解暑。

【主　治】 产褥中暑，以及夏季发热不退者。

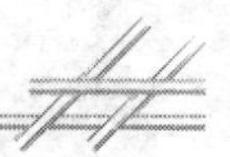

【按　语】 脾胃虚寒、湿泻者忌食。

葛根粥

【出　处】《常见病食物疗法》

【组　成】 葛根20克，粳米50克，白糖适量。

【制　作】 先取葛根与粳米加水适量煮成粥，添加白糖调味即可。

【服　法】 每日1～2次，可早晚服食，连食数日。

【功　效】 祛暑清热，生津止渴。

【主　治】 产褥中暑，发热不退，口干烦渴者，亦可治小儿夏季热。

【按　语】 脾胃虚寒、湿泻者忌食。

荷叶粥

【出　处】《常见病食物疗法》

【组　成】 鲜荷叶2大张，粳米50克，白糖适量。

【制　作】 先将鲜荷叶洗净，煎汤500毫升左右，滤取药汁，加入粳米煮成稀粥，添加白糖调味即可。

【服　法】 每日1～2次，可早晚服食，连食数日。

【功　效】 清热解暑。

【主　治】 产褥中暑，亦治小儿夏季热、疰夏。

【按　语】 脾胃虚寒、湿泻者忌食。

荷叶丝瓜叶粥

【出　处】 民间验方。

【组　成】 鲜荷叶2大张，丝瓜叶100克，粳米50克。

【制　作】 先将鲜荷叶、丝瓜叶洗净，煎汤500毫升左右，滤取药汁加入粳米，煮成稀粥，添加白糖适量调味即可。

【服　法】 每日1～2次，可早晚服食，连食数日。

【功　效】 清热解暑。

【主　治】 产褥中暑，亦治小儿夏季热、疰夏。

【按　语】 脾胃虚寒、湿泻者忌食。

7.产后血虚

生一个宝贝真不容易，使产妇的身体消耗特别大。可是，分娩后不仅要让自己的身体尽快康复，还要分泌充足的奶水喂宝贝。所以，产妇在月子里一定要好好吃一些滋补身体的食物，这样才能使身体尽快康复，增加乳汁的分泌。

产后血虚中医辨证施粥调治可选用以下粥方。

大枣粥

【出　处】《圣济总录》

【组　成】 红枣7枚，粟米100克。

【制　作】 将红枣除去核，与粟米加水煮粥。

【服　法】 每日1～2次，空腹时食。

【功　效】 补脾和胃，益气生津，调和营卫。

【主　治】 贫血，厌食症，胃虚食少，脾虚泄泻，气血不足，紫癜，身体虚弱羸瘦。

【按　语】 ①凡有痰湿、积滞、痞积者不宜食。②如无粟米，可代以粳米或糯米。③红枣用量不宜过大。④不宜食生枣，因枣生食可致腹胀、腹泻。⑤《太平圣惠方》载红枣粥，多茯神，则安神定志作用强些，如气血不足所致失眠、健忘、神经

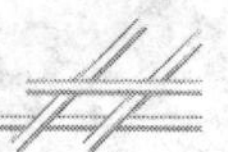

衰弱、夜啼、惊悸怔忡等可选用。

乌鸡肝粥

【出　处】《太平圣惠方》

【组　成】乌鸡肝1具，粳米100克。

【制　作】将乌鸡肝切碎，加水和米同煮粥即成。

【服　法】每日1次，连食7天，久服更佳。

【功　效】滋补肝肾。

【主　治】贫血，疳积，夜盲，目暗，身体虚弱，面色无华，童子痨。

【按　语】如无乌鸡肝，亦可用普通家鸡及鸭肝、猪肝、羊肝等替代。另有治体弱血虚、营养不良、眩晕一方：番茄100克，猪肝100克，粳米100克，生姜3片。先将猪肝洗净，切片，用食盐、酱油、生粉、米酒搅匀；番茄洗净，切开；生姜洗净，去皮，切丝；粳米洗净，放入锅内，加适量清水，文火煲20分钟，放入番茄、生姜，煮10分钟，再放入猪肝，煮沸几分钟至猪肝刚熟，调味佐膳。

芝麻红枣粥

【出　处】经验方。

【组　成】黑芝麻10克，红枣5枚，粳米100克。

【制　作】将粳米淘洗干净，加适量水，用文火煮成粥，再加入红枣及炒熟研细的芝麻粉，用文火煮至粥稠。

【服　法】每日2次，温服。

【功　效】补肝肾，益脾胃，润肠，乌须发。

【主　治】贫血，病后虚弱，大便燥结。

【按　语】 芝麻含脂肪油可达60%左右，故脾胃虚弱者慎用。

粟米羊肉粥

【出　处】《太平圣惠方》

【组　成】 羊瘦肉100克，小米100克，生姜6克，葱白3根，花椒、食盐各少许。

【制　作】 先将羊瘦肉洗净，切细，与粟米加水共煮，待沸后再入生姜、葱白、花椒、食盐煮为粥即成。

【服　法】 每日1次，空腹服食。

【功　效】 益气养血温中。

【主　治】 产后气血虚弱，精神萎靡，面黄肌瘦，食纳减少诸症。

【按　语】 亦可用狗肉等替代。

8.产后身痛

产后身痛（产后筋骨痛）较多见，出现产后身痛主要有两个原因，一是剖宫产时做硬膜外麻醉后或产程过长，腰神经受刺激和压迫，加上产后休息欠佳导致产后腰痛；二是部分产妇因失血导致体表及肢体循环血量降低，当受到风、寒、冷刺激后，局部毛细血管收缩，加重局部血液循环障碍，致肢体疼痛。

中医学认为，产后身痛是由于气血阻闭，运行不畅所致。气血阻闭，运行不畅，四肢关节、肌肉缺乏气血滋养，故引起筋骨、肌肉、关节等处的疼痛，酸楚，重着，麻木和关节肿大屈伸不利等症。

产后身痛中医辨证施粥调治可选用以下粥方。

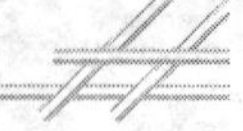

桑椹桑枝粥

【出　处】《证治要诀》

【组　成】 新鲜桑椹 60 克，桑枝 30 克，粳米 100 克，生姜 5 克。

【制　作】 先将新鲜桑椹去杂洗净；桑枝洗净，切块用纱布包好；生姜切丝。桑枝袋与大米、姜丝加水共煮粥，五成熟加入桑椹，再煮至粥熟取出桑枝袋即成。

【服　法】 空腹温服，每日 1 次，连服 20～30 天，坚持服食效果更佳。

【功　效】 养血滋阴，补益肝肾，祛湿解痹，祛风除湿，通络利节。

【主　治】 产后身痛，风湿性关节炎。

洋葱凤爪粥

【出　处】《食疗百味》

【组　成】 洋葱 100 克，鸡爪 5 对，老生姜 30 克，粳米 100 克，料酒 10 毫升，葱末 10 克，食盐 2 克，味精 3 克。

【制　作】 先将洋葱切块，鸡爪剁块，生姜切片。将粳米、鸡爪、生姜、葱末、料酒、食盐同锅共煮，五成熟加入洋葱块再煮作粥，调入味精即可。

【功　效】 化湿祛痰，和胃下气，温中散寒，发汗解表。

【服　法】 空腹温服，每日 1 次，连服 15～20 天。

【主　治】 产后身痛，风湿性关节炎。

川乌粥

【出　处】《普济本事方》

【组　成】 制川乌 1 克，粳米 100 克，姜汁、蜂蜜各适量。

【制　作】 先将川乌研为细末，与粳米加水煮作粥，临熟时加姜汁及蜂蜜，搅转调匀即可。

【服　法】 空腹温服，每日 1 次。

【功　效】 祛寒湿，散风邪，温经止痛。

【主　治】 风寒湿痹，四肢拘挛，麻木不仁，慢惊，脊髓灰质炎后遗症，抽搐涎壅，风寒泄泻，风寒头痛。

【按　语】 ①如湿邪甚，加薏苡仁 10 克。②阴虚阳盛，热证疼痛等，以及身体过弱者忌用。③原方用生川乌为不宜，现改制者。

附子粥

【出　处】《太平圣惠方》

【组　成】 炮附子 3 克，干姜 3 克，粳米 100 克。

【制　作】 将炮附子及干姜研为细末，与粳米一同加水煮粥即可。

【服　法】 每日 2～3 次，病情好转即停服。

【功　效】 温中散寒，回阳救逆。

【主　治】 风寒湿痹，阳虚不固，大汗亡阳，心腹冷痛，四肢厥逆，额汗淋漓及其他一切沉寒痼冷之证。

【按　语】 阴虚阳盛，真热假寒者忌食。无病不得服食。母姜晒干者为干姜，炮姜为黑姜。干姜味辛苦性大热。功能温经止血，定呕消痰，去脏腑沉寒痼冷；并能去恶生新，使阳生

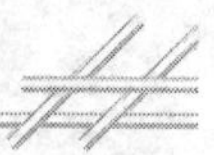

阴长，故呕血、有阴无阳者宜之。亦作引血药，入气分而生血，故血虚发热，产后大热者宜之。多用损阴耗气，孕妇忌之。

五加皮粥

【出　处】 经验方。

【组　成】 粳米100克，五加皮6克，酒炙川牛膝6克，木瓜6克。

【制　作】 将粳米淘洗干净备用。用纱布将五加皮、川牛膝、木瓜包好，煎煮30分钟后取出纱布包，再放入粳米用文火熬粥，至粥稠后加入少许调味品即可。

【服　法】 每日2次，空腹温服。

【功　效】 祛风湿，壮筋骨，活血化瘀。

【主　治】 产后身痛，风湿痹痛，脚软，行迟。

【按　语】 阴虚火旺者慎用。五加皮辛苦温，功能顺气化痰，苦坚骨而益精，温祛风而胜湿。主治筋骨之拘挛，五缓虚羸，阴痿囊湿，女子阴痒，小儿脚弱，明目愈疮，酿酒尤良。

9.产后多汗

由于产妇的身体较常人虚弱，体能也处于恢复阶段，容易出汗是正常的现象。如果出汗量不是很多，不必过于紧张，随着身体的逐渐恢复，这些症状也会有所减轻。但如果出汗量比较多，可用药粥调理。

产后多汗中医辨证施粥调治可选用以下粥方。

荞麦粥

【出　处】《中国食疗药粥谱集锦》

【组　成】 荞麦50克，红糖适量。

【制　作】 荞麦浸泡半日，淘洗干净，加适量水，煮沸后改文火慢慢熬至荞麦粒煮烂粥稠时调入红糖即可。

【服　法】 每日2次，分早晚食用。

【功　效】 开胃宽肠，下气消积，止汗。

【主　治】 产后多汗，自汗，小儿腹泻。

【按　语】 脾胃虚寒者禁用。产妇分娩后元气大损，体质虚弱，吃些红糖有益气养血、健脾暖胃、驱散风寒、活血化瘀的功效。但是，产妇切不可因红糖有如此多的益处，就一味多吃。因为过多饮用红糖水，会损坏牙齿。红糖性温，如果产妇在夏季过多喝了红糖水，必定加速出汗，使身体更加虚弱，甚至中暑。

三宝鸡蛋黄粥

【出　处】《出汗异常》

【组　成】 怀山药15克，生薏苡仁30克，芡实15克，熟鸡蛋黄1枚，糯米30克。

【制　作】 将山药、薏苡仁、芡实研末，与糯米同加水煮粥，待粥临熟时放入鸡蛋黄，调匀即可。

【服　法】 每日1次，顿食。

【功　效】 健脾开胃，养心安神，敛汗止泻。

【主　治】 产后多汗，自汗，盗汗，多汗，胃脘疼痛，慢性泄泻，失眠多梦。

【按　语】 若能随证选用莲子心、橘饼、蜜饯、炒车前子等，效果更好。

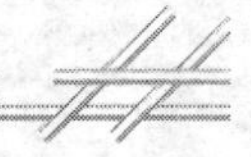

山茱萸凤凰衣粥

【出　处】 民间验方。

【组　成】 山茱萸 5 克，凤凰衣 3 克，蜂蜜 2 匙，大米 50 克。

【制　作】 将山茱萸肉、凤凰衣与大米加水煮粥，临熟时加入蜂蜜即可。

【服　法】 空腹温服，每日 1～2 次。

【功　效】 补肝益肾，敛汗。

【主　治】 产后多汗，自汗，盗汗，身体瘦弱，小便频数，头晕耳鸣。

【按　语】 ①素有湿热，小溲淋涩及外感时疫者忌用。②拣尽果核及杂质。

西洋参药粥

【出　处】 民间验方。

【组　成】 西洋参 10 克，茯苓 10 克，浮小麦 15 克，生姜 3 克，粳米 50 克，鸡子白 1 枚，食盐少许。

【制　作】 先将西洋参、茯苓、浮小麦、生姜用水煎取汤汁，去渣后入米煮粥，临粥熟入鸡子白及食盐，搅令匀即可。

【服　法】 每日 1～2 次，一年四季均可间断服食。

【功　效】 健脾益气，养胃补虚。

【主　治】 产后多汗，自汗，盗汗，身体虚弱，倦怠无力，面色苍白。

【按　语】 凡外感时邪诸疾者忌用。

（五）妇科杂症

1.不孕症

育龄妇女由于肾虚、肝郁、痰湿、血瘀等原因，导致冲任、子宫功能失调，结婚1年以上，或曾孕育后1年以上，夫妇同居，配偶生殖功能正常，而不受孕者，称为不孕症。痛经与不孕的关系十分密切，据临床观察，不孕患者中约有半数以上伴有轻重程度不同的痛经。不孕症中伴有痛经者占56%，并且发现痛经一旦消除，患者也随即受孕。由此可见，痛经与不孕的关系确实是非常密切的。同时也表明古人所谓“种子先调经，经调孕自成”的观点正确。不孕症诊断依据有4点：

（1）妇女结婚1年以上，夫妇同居，配偶生殖功能正常，不避孕而未能受孕者，称为“原发不孕”；曾有孕产史，继又间隔1年以上，不避孕而未怀孕者，称为“继发不孕”。

（2）有月经失调、带下病、异常胎产史、结核病史和情志损伤等。

（3）生殖系统的先天性生理缺陷和畸形。

（4）检查：①妇科检查。注意内外生殖器的发育，有无畸形、炎症及肿瘤等。②实验室检查。包括宫颈黏液涂片检查，阴道细胞学检查，诊断性刮宫，激素测定，性交后试验，抗精子抗体试验。③其他检查。基础体温测定，B超检查，输卵管通畅试验，CT检查蝶鞍部排除垂体病变，腹腔镜检查。

不孕症中医辨证施粥调治可选用以下粥方。

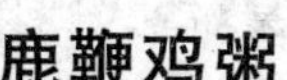

鹿鞭鸡粥

【出　处】 民间验方。

【组　成】 鹿鞭20克，当归25克，枸杞子15克，北黄芪15克，生姜3片，嫩母鸡1只，阿胶25克，粳米100克。

【制　作】 先将嫩母鸡去毛及内脏，洗净，取肉100克切块。鹿鞭、当归、枸杞子、北黄芪、生姜水煎取药汁代水，放入鸡肉、粳米煮粥，临熟加入阿胶，再煮沸即可。

【服　法】 每晚睡前空腹温服，连吃多次。

【功　效】 补气养血，滋肾益精。

【主　治】 阴精亏损不孕症。

【按　语】 凡外感时邪诸疾忌用。

韭菜鸡肉粥

【出　处】 民间验方。

【组　成】 韭菜100克，鸡肉100克，猪肾50克，虾米15克，粳米100克，食盐适量。

【制　作】 先将韭菜洗净，切段，并与鸡肉、猪肾、虾米、粳米加水同煮粥，临熟加入食盐，再煮沸即可。

【服　法】 每晚睡前空腹温服，连吃多次。

【功　效】 补气养血，滋肾益精。

【主　治】 阴精亏损不孕症。

【按　语】 凡外感时邪诸疾忌用。

海参燕窝火腿粥

【出　处】《不居集》

【组　成】 海参、燕窝、淡火腿肉各50克，粳米100克。

【制　作】 将粳米洗净，与海参、燕窝、淡火腿一起加水煮粥。

【服　法】 每晚睡前空腹温服。

【功　效】 补气养血，滋肾益精。

【主　治】 适用于阴精亏损不孕症。

【按　语】 凡外感时邪诸疾忌用。又有3味补汤方：用海参、燕窝、淡火腿肉各等份，共为粗末，加水煮熬，或入鲜紫河车，同煮极烂，取汁饮用。

鲜紫河车粥

【出　处】《不居集》

【组　成】 鲜紫河车250克，粳米100克。

【制　作】 先将紫河车洗净，按常法打理，然后加粳米和水煮粥即可。

【服　法】 每晚睡前空腹温服。

【功　效】 大补气血。

【主　治】 阴精亏损不孕症。

【按　语】 凡外感时邪诸疾忌用。紫河车味甘咸，性温。古人认为它是由父精母血相合而成，乃血肉有情之品，非金石草木药可比，能大补元阳，为滋补珍品。胎盘在临床常用于治疗男女各种虚损、气血两亏、阳痿遗精、精血不足、形体消瘦、肺虚咳喘、食欲不振等。紫河车的特点是具有双重滋补作用，既能壮阳，又能滋阴，既可用于男性疾病，亦可用于女性疾病，而具有这种特点的中药是不多的。

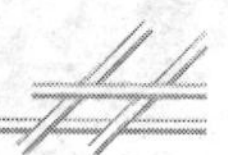

肉桂紫河车粥

【出　处】民间验方。

【组　成】肉桂粉1～2克,紫河车30～60克,粳米100克,砂糖适量。

【制　作】先将紫河车、粳米洗净,加水和砂糖煮粥,粥将熟时放肉桂粉,文火再煮,粥稠即可停火(久煮效果更佳)。

【服　法】每晚睡前空腹温服。

【功　效】温中补阳。

【主　治】宫冷不孕、虚寒痛经等。

【按　语】凡外感时邪诸疾忌用。紫河车是人体胎盘的中药名,中医称为胞衣、胎衣等。胎盘的鲜品、干品均可入药。每个紫河车重30～60克,质地硬脆,有腥气。

芡实莲子粥

【出　处】民间验方。

【组　成】芡实30克,莲子30克,粳米60克。

【制　作】把粳米洗净,用清水浸泡约半小时。将莲子去心,与粳米、芡实加适量清水煮粥即可。

【服　法】趁热服,分2～3次服完,每日1剂,连用3～5日。

【功　效】健脾补肾。

【主　治】脾肾不足型不孕症。

【按　语】亦治月经不调,临床表现为月经周期先后不定,量忽多忽少,淋漓不断;或头晕目眩,腰痛,神疲乏力,水肿,夜尿量多,舌质淡,苔薄白,脉沉细。

2.乳痈(乳腺炎)

乳痈,是由于细菌感染引起的乳房化脓性疾病,与西医的急性乳腺炎基本一致,是哺乳期妇女常见乳房病之一。发于妊娠期的称为内吹乳痈,发于哺乳期的称外吹乳痈,其中以初产妇最为多见。本病多发于产后第 3～4 周,初起排乳不畅,或乳窍不通,乳房胀痛,结块,触前明显,兼见虚热、头痛、烦躁、口渴。如未消散,几天后,乳房结块变大,红、肿、热、疼痛剧烈,由胀痛转为搏动性跳痛,高热不退,口渴便秘,则已为酿脓阶段。此时,如果能及时合理治疗,尚可消散而愈。若继续发展,10 日左右不见好转,硬块中央渐软,有明显波动感,已为脓熟阶段,排脓后大多渐愈。其病因病机为肝气郁结或胃热壅盛,或毒邪外袭,导致经络阻滞,气滞血瘀。

导致乳腺炎的原因:①乳汁瘀积。乳头发育不好,乳汁分泌过多或婴儿吸乳少、乳腺管不通者,可导致乳汁积聚在乳房内,乳汁非常有利于细菌的繁殖,是诱发乳腺炎的原因之一。②细菌入侵。乳头有伤口使细菌易入侵感染。婴儿口含乳头睡觉或婴儿患有口腔炎而吸乳,也是造成细菌侵入乳腺管的原因。

乳腺炎可适当供应些冷饮,以减轻疼痛,补充机体消耗,促进病情好转。病情进入恢复期,可供给些清淡、易消化饮食的食物。

乳痈中医辨证施粥调治可选用以下粥方。

野菊花牛蒡子粥

【出　处】 民间验方。

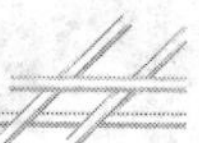

【组　成】 菊花5克，牛蒡子5克，粳米100克。

【制　作】 先将菊花、牛蒡子拣净杂质，风干，研为细末，再将粳米煮粥，待粥临熟时调入葱花细末，再煮数沸即成。

【服　法】 每日2～3次，以愈为度。

【功　效】 疏风清热，明目解毒。

【主　治】 乳腺炎，外感温邪，发热头痛，目赤，眩晕，疔肿疖毒，高血压。

【按　语】 气虚胃寒，食少泄泻之忌食。中医学认为，菊花性味辛、甘，苦、微寒，归肺、肝经，有疏风清热，清肝明目，平降肝阳之功。本品清芳疏泄，善祛风热之邪，对外感风热，其效甚佳，对肝经风热，或肝阳上亢等，也有明显的治疗作用。《本草纲目》言其"除风热，益肝补阴，治诸风头目"。《本经》言其"治诸风头眩、肿痛，目欲脱，泪出"。药理研究表明，本品含菊苷，挥发油，黄酮类，胆碱，香豆精类化合物及生物碱等，对多种致病菌及流感病毒有抑制作用，能显著扩张冠脉，增加冠脉血流量，降低血压、血脂。中老年人常常患有高血压、冠心病、高脂血症等多种疾病，常用本品泡茶，或煮粥服食，不但可以预防感冒，还可降血压、血脂，治疗心脏病。一般疏散风热多用黄菊花，清肝、平肝多用白菊花。

五加芽粥

【出　处】《家宝方》

【组　成】 五加芽10克，粳米100克。

【制　作】 先将五加芽水煎取汁，然后入粳米煮粥即成。

【服　法】 晨食1次，温服。

【功　效】 清热解毒。

【主　治】 乳腺炎，咽喉肿痛。

【按　语】 阴虚火旺者忌食。

栀子金银花粥

【出　处】 民间验方。

【组　成】 栀子仁 15 克，金银花 15 克，粳米 100 克，白糖适量。

【制　作】 将栀子仁、金银花水煎，取药汁代水入粳米煮粥，临熟时加入白糖再数沸即成。

【服　法】 每日 2～3 次，温服。

【功　效】 清热泻火，凉血解毒。

【主　治】 乳腺炎，口疮，尿赤。

【按　语】 脾虚便溏的忌食。

油菜粥

【出　处】《本草纲目》

【组　成】 油菜 100 克，粳米 100 克。

【制　作】 将淘洗干净的粳米用文火熬至粥稠后，加入洗净切碎的油菜及少许调料，煮沸片刻即可。

【服　法】 每日 2 次，早晚各 1 次，趁热服。

【功　效】 清热解毒，散瘀消肿止痛。

【主　治】 疖毒，风毒邪热、疖痈、热痢、血痢腹痛。

【按　语】 麻疹后、疥疮、目疾患者忌食此粥。

天花粉粥

【出　处】《老老恒言》

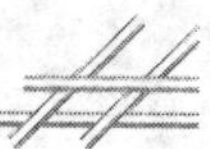

【组　成】 天花粉20克,粳米100克。

【制　作】 先将天花粉捣碎为末,与粳米和匀后,加水煮粥即可。

【服　法】 饥时食,每日1～2次,口渴时可仅饮粥汁。

【功　效】 生津止渴,降火润燥,消肿排脓。

【主　治】 乳腺炎,疖毒(疖肿),外感时疫发热口渴,肺燥咯血,消渴。

【按　语】 脾胃虚寒大便滑泄者忌服。

菊花粥

【出　处】《老老恒言》

【组　成】 菊花5克,粳米100克。

【制　作】 先将菊花拣净杂质,风干,研为细末。粳米煮粥,待粥临熟时调入菊花细末,再煮数沸即成。

【服　法】 每日2～3次,以愈为度。

【功　效】 清热解毒,疏风明目。

【主　治】 乳腺炎,兼治疮肿,疖毒,外感温邪,发热头痛,目赤,眩晕,高血压病。

【按　语】 ①治疗肿疖毒宜选用野菊花。②气虚胃寒,食少泄泻者忌食。③高血压宜选用杭菊花(或甘菊花)。另有菊花粥:菊花10克,大米50克,冰糖适量。将大米淘净,加清水适量煮粥,待熟时调入菊花、冰糖,再煮一二沸即可,每日1剂。疏风散热,清肝明目。适用于肝经风热上冲所致的头晕耳鸣,视物昏花。

银花粥

【出　处】 民间验方。

【组　成】 金银花10克，粳米100克。

【制　作】 先将金银花用水煎汁，去渣后入粳米煮粥，酌加食盐调味即可。

【服　法】 每日2～3次，温服。

【功　效】 清热解毒。

【主　治】 乳腺炎，并治痈疡肿毒，疖毒，温病发热，热毒血痢，瘰疬，肺炎，咽喉炎及呼吸道感染。此外，对呼吸道感染，细菌性痢疾，肠炎等均有预防作用。

【按　语】 凡脾胃虚寒及气虚疮疡脓清稀者忌食。

栀子仁粥

【出　处】《太平圣惠方》

【组　成】 栀子仁2克，粳米100克。

【制　作】 将栀子仁研为细末，粳米煮粥，待粥临熟时加入栀子末，再煮数沸即成。

【服　法】 每日2～3次，温服。

【功　效】 清热泻火，凉血解毒。

【主　治】 乳腺炎，并治急性黄疸性肝炎，新生儿黄疸，热病后虚烦不眠，黄疸，消渴，目赤，尿血，鼻衄，血痢，口疮，心烦夜啼，尿赤。

【按　语】 ①治新生儿黄疸，不食粥而仅取粥汁喂食。②脾虚便溏的忌食。

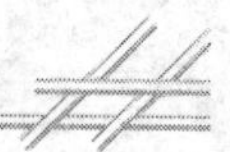

蒲公英粥

【出　处】《乳腺炎的两个食疗药膳方》

【原　料】 蒲公英60克，金银花30克，粳米50～100克。

【制　作】 先煎蒲公英、金银花，去渣取汁，再入粳米煮作粥即成。

【服　法】 任意服食。

【功　效】 清热解毒。

【主　治】 乳腺炎、扁桃体炎、胆囊炎、眼结膜炎等。

金针猪蹄汤

【出　处】《乳腺炎的两个食疗药膳方》

【原　料】 鲜黄花菜根15克（或用干黄花菜24克），猪蹄1只。

【制　作】 将鲜黄花菜根与猪蹄加水同煮即可。

【服　法】 吃肉，喝汤，每日1次，连吃3～4次，宜秋冬季早晚空腹食用。

【功　效】 清热消肿，通经下乳。

【主　治】 乳腺炎、乳汁不下。

【按　语】 又有菊花金针瘦肉汤：菊花、黄花菜各30克，猪瘦肉150克，调料适量。将菊花、黄花菜洗净备用；猪肉洗净，切丝，用淀粉拌匀。锅中加清水适量煮沸后，下猪肉丝，文火煮至猪肉熟后，下菊花、黄花菜及调味品等，再煮一二沸即成，每日1剂。可疏肝养血，明目安神，适用于肝血不足所致的头目昏花，视力下降，肝区不适，失眠多梦及女子产后阴血不足所致的缺乳或乳汁分泌不足等。

柏叶橘核野菊粥

【出　处】 民间验方。

【组　成】 生侧柏叶30克，橘核15克，野菊花15克，粳米100克，葱白2茎，豉汁10毫升。

【制　作】 先将生侧柏叶、橘核、野菊花洗净，加水煎半小时，去渣取药汁，再入米煮粥，待粥临熟时，加入葱白、豉汁，再煮二三沸即成。

【服　法】 趁热食，每日2～3次。

【功　效】 清热解毒。

【主　治】 乳腺炎。

【按　语】 如果无野菊花可用家菊花代替。菊花，又名北菊花、黄菊花、滁菊花、杭菊花，为菊科多年生草本植物菊的头状花序。

3.乳腺增生

乳腺增生中医称之为“乳癖”。其临床特点是单侧或双侧乳房内生有肿块，平时轻微作痛或不痛，一般在月经将来潮时有肿块增大并作痛或加重，多发生在20～40岁的妇女。从临床观察来看，约有1/3以上的痛经病人伴有乳腺增生，其与痛经的关系较为密切。

乳腺增生是女性最常见的乳房疾病，其发病率占乳腺疾病的首位。近些年来，该病发病率呈逐年上升的趋势，年龄也越来越低龄化。据调查，有70％～80％的女性都有不同程度的乳腺增生，多见于25～45岁的女性。

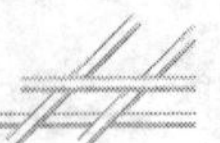

患了乳腺增生病以后有相当多的患者重视程度不够，迟迟不就诊或只求缓解乳痛症状，而意识不到乳腺增生的潜在危险——即少部分乳腺增生长期迁延不愈，会发生乳腺良性肿瘤或恶性病变。

乳腺增生是乳腺导管和乳小叶在结构上的退行性病变及进行性结缔组织的生长，其发病原因主要是由于内分泌激素失调。那么，又是哪些原因导致内分泌激素紊乱呢？中医学认为，情怀不畅，肝气不得正常疏泄而气滞血瘀寒凝，冲任不调者，常有月经紊乱，面部色斑。现代医学认为：婚育、膳食、人们生存的外环境和遗传因素是乳腺发病的主要原因。

乳腺增生的症状主要以乳房周期性疼痛为特征。起初为弥漫性胀痛，触痛为乳房外上侧及中上部为明显，每于月经前疼痛加剧，行经后疼痛减退或消失。严重者经前经后均呈持续性疼痛，有时疼痛向腋部、肩背部、上肢等处放射。患者往往自述乳房内有肿块，而临床检查时却仅触及增厚的乳腺腺体。有极少数青春期单纯乳腺小叶增生，2 年左右可自愈，大多数患者则需治疗，千万别忍着。

乳腺增生中医辨证施粥调治可选用以下粥方。

芋　粥

【出　处】《食物本草》

【组　成】 芋艿 200 克，粳米 50 克。

【制　作】 取芋头刮去皮，洗净，切细，与米同煮粥，以糜为度。

【服　法】 早餐时食，连食数日。

【功　效】 消疬散结，厚肠止泻。

【主　治】 乳腺增生、疖肿、经行泄泻、厌食症。

【按　语】 ①不可多食，否则滞气困脾。②香梗芋艿煮粥尤佳。

淡菜粥

【出　处】《行厨记要》

【组　成】 淡菜10克，粳米100克。

【制　作】 将淡菜洗净。粳米煮粥，待粥煮至半熟时加入淡菜，同煮至粥熟即可。

【服　法】 每日1～2次，连食5～7天。

【功　效】 补肝肾，益精血，消瘿瘤。

【主　治】 乳腺增生，瘿瘤瘰疬，虚劳羸瘦，自汗，盗汗，痨热骨蒸，泄泻。

【按　语】 宜坚持较长时间服食，效果始显著。

紫菜粥

【出　处】《粥谱》

【组　成】 紫菜（干品）4克，粳米100克。

【制　作】 将粳米淘洗干净，用文火熬至粥稠后，加入用清水浸泡洗净的紫菜及少许调味品，再煮片刻即可。

【服　法】 每日2次，空腹温服。

【功　效】 化痰软坚，下气消瘿。

【主　治】 乳腺增生，亦治瘿瘤瘰疬、脚气、水肿、淋病。

【按　语】 紫菜中含碘较多，在煮时不能时间太长，以防止碘升华影响治疗效果。

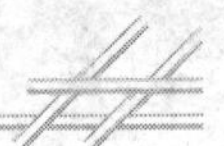

山楂橘饼粥

【出　处】 民间验方。

【组　成】 生山楂30克，橘饼7枚，粳米100克。

【制　作】 先将生山楂、橘饼、粳米洗净，一同煮至粥熟即成。

【服　法】 每日1～2次，连食7天为1个疗程，应连用2个疗程，疗程间可休息2天，无效者可改施他法。

【功　效】 益精血，消瘿瘤。

【主　治】 乳腺增生。

天冬合欢花红枣粥

【出　处】 民间验方。

【组　成】 天冬15克，合欢花8克，红枣5枚，粳米100克。

【制　作】 先将天冬、合欢花洗净，水煎取药汁，入红枣、粳米一同煮至粥熟即成。

【服　法】 每日1～2次，连食7天为1个疗程，应连用2个疗程，疗程间可休息2天，无效者可改施他法。

【功　效】 益精血，消瘿瘤。

【主　治】 乳腺增生。

芝麻核桃柏叶桔核粥

【出　处】 民间验方。

【组　成】 黑芝麻10～15克，核桃仁5枚，生侧柏叶30克，橘核15克，粳米100克。

【制　作】 先将橘核、生侧柏叶洗净，水煎取药汁，入黑芝麻、核桃仁、粳米一同煮至粥熟即成。

【服　法】 每日1～2次，连食7天为1个疗程，应连用2个疗程，疗程间可休息2天，无效者可改施他法。

【功　效】 益精血，消瘿瘤。

【主　治】 乳腺增生。

4.贫血

贫血是指血液中的红细胞和血红蛋白含量低于正常值。女性比较容易患上缺铁性贫血，这是因为女性每个月生理期会固定流失血液。所以，大约有20%的女性、50%的孕妇都会有贫血的情形。

贫血中医辨证施粥调治可选用以下粥方。

鸡子粥

【出　处】《太平圣惠方》

【组　成】 鸡蛋1枚，粳米100克。

【制　作】 先将米淘净，加水煮粥，待粥临熟时打入鸡蛋(打成浆)，再煮数沸即可。

【服　法】 每日1～2次，空腹温食。

【功　效】 滋阴润燥，养血补虚。

【主　治】 贫血，热病烦渴，燥咳声嘶，目赤咽痛，泄泻，痢疾，瘦弱多病及日常育养。

【按　语】 ①凡宿食未清，或患麻疹、水痘、风疹者忌食。②不可过量食用。③治泄痢应酌加醋食。

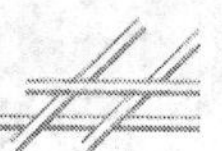

鸡汁粥

【出　处】《本草纲目》

【组　成】鸡汁500毫升，粳米100克。

【制　作】将鸡汁代水，入米煮为稀饭。或先用水将米煮至半熟（开花），倾去米汤，再入鸡汁煮至粥熟即成。

【服　法】每日1次，或隔2～3日服食1次。

【功　效】温中益气，补精添髓。

【主　治】贫血，身体瘦弱，遗尿，多汗，食少纳呆，消渴，病后体虚及日常补养。

【按　语】①凡患实证，邪毒未清者忌食。②脾虚泄泻者慎用。

菠菜猪肝粥

【出　处】《饮食疗法》

【组　成】菠菜50克，猪肝25克，粳米100克，调味品适量。

【制　作】先将菠菜洗净，切碎，热水焯过；再将猪肝洗净，切成薄片。后将淘洗干净的粳米加水用文火熬粥，粥将成时加猪肝、菠菜同煮为粥，最后入调味品再煮片刻即可。

【服　法】每日1～2次。

【功　效】补肝明目，养血止血，敛阴润燥。

【主　治】贫血，小便尿血，衄血，大便带血，夜盲，脚气。

【按　语】①菠菜必先用沸水焯过，否则有涩味。②脾虚便溏者忌食。

桑椹粥

【出 处】《中国食疗药粥谱集锦》

【组 成】鲜桑椹100克,粳米100克。

【制 作】将淘洗干净的粳米加水用文火熬至粥成,加入新鲜的桑椹及少许调味品再熬至粥稠即可。

【服 法】每日2次,早晚各1次,趁温服。

【功 效】滋补肝肾,养血明目。

【主 治】贫血,大便秘结。

【按 语】脾胃虚寒作泄者忌食此粥。

猪肝粥

【出 处】《太平圣惠方》

【组 成】猪肝100克,粳米100克。

【制 作】将猪肝洗净,切成薄片,与淘洗干净的粳米加水用文火熬粥,粥成后加入适量的调味品再煮片刻即可。

【服 法】每日2次,温服。

【功 效】补肝明目,养血。

【主 治】贫血,雀目。

【按 语】无猪肝时,可用鸡肝、羊肝替代。

猪肝鸡蛋粥

【出 处】民间验方。

【组 成】猪肝100克,鸡蛋黄1枚,粳米100克。

【制 作】将猪肝洗净,切成薄片,与淘洗干净的粳米加水用文火熬粥,粥成后加入鸡蛋黄及适量的调味品再煮片刻

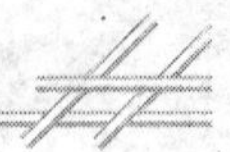

即可。

【服　法】 每日2次，温服。

【功　效】 补肝明目，养血。

【主　治】 贫血。

【按　语】 无猪肝时，可用鸡肝、羊肝替代。鸡蛋黄可先从熟鸡蛋内剥取。

5.湿疹

湿疹是一种内外因素引起的过敏性疾病，也是孕期较常见的一种皮肤病。湿疹这个名词是由希腊文演变而来，意思为“起疱”或“沸腾”，中医学称湿疹为浸淫疮、绣球风或四弯风。

乳房湿疹多见于年轻妇女，特别是哺乳期妇女，这可能与婴儿吮吸乳头等物理刺激有关。病变多为双侧性，亦可为单侧性。发生于乳头及乳晕处，特别是乳房下部，有时累及乳头周围皮肤，常常反复发作而转成慢性。急性乳房湿疹，表皮常出现密集粟粒大的小丘疹、疱疹或小水疱，基底潮红，瘙痒，搔抓后疱疹易破损而出现点状渗出及糜烂面，有较多浆液渗出，可伴有结痂、擦烂、脱屑等。亚急性乳房湿疹多由急性湿疹迁延而来。乳头、乳晕及其周围皮肤均可出现小丘疹、鳞屑和溃烂面结痂，皮损奇痒和有灼热感，夜间症状加重。

慢性乳房湿疹可由急性、亚急性湿疹反复发作、迁延而成。乳头、乳晕部皮肤增厚、粗糙，乳头皲裂，色素沉着，表面覆盖有鳞屑，伴有渗出液及阵发性瘙痒。乳房湿疹时，乳头无重度糜烂，乳头无变形，更不会因糜烂导致乳头消失。阴部湿疹是女性常见病，损害在大小阴唇及其周围皮肤，红斑水肿，浸润肥厚，境界清楚，上覆少许鳞屑、奇痒而搔抓呈白癜风样表现，过去常误诊为女阴白斑而予以手术切除。如遇月经期或分泌物刺激，病情加重。

湿疹中医辨证施粥调治可选用以下粥方。

薏苡仁茯苓糯米粥

【出　处】 民间验方。

【组　成】 薏苡仁30克，茯苓10克，糯米100克。

【制　作】 将薏苡仁拣去杂质，捣碎；茯苓研细末，与米加水同煮粥，以糜为度，可酌入食糖调味。

【服　法】 每日1～2次，空腹温食。

【功　效】 健脾补肺，清热利湿。

【主　治】 湿疹，奶癣，扁平疣。

【按　语】 脾阴不足，大便艰涩者忌食。

芝麻秆糯米粥

【出　处】《常见病饮食调养与食疗方》

【组　成】 芝麻秆5根，糯米100克。

【制　作】 将芝麻秆洗净，切碎，用纱布包裹，加水浓煎，去渣取汁。加入糯米煮粥，以糜为度，可酌入白糖调味。

【服　法】 每日1～2次，空腹温食。

【功　效】 疏风清热利湿。

【主　治】 湿疹，奶癣。

【按　语】 平时注意饮食合理，喂养方法得当，婴幼儿保持正常的消化功能，及时治愈和预防湿疹。

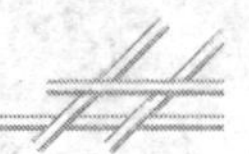

6.子宫脱垂

子宫脱垂是指子宫由正常位置沿阴道下移，多发生于从事重体力劳动的中年妇女，而以产后为多见，中医称本病为“阴挺”“阴脱”。本病的发生，多因气虚体弱，产后劳动过早，或分娩过多等因素引起，按下脱的程度不同，可分为Ⅲ度。子宫位置下降，但仍在阴道内，称Ⅰ度；宫颈及部分宫体露出阴道口，称为Ⅱ度；子宫完全脱出，称之为Ⅲ度。中医学辨证治疗可分为气虚型：临床表现为子宫下移或脱出于阴道口外，劳则加剧，小腹下坠，四肢无力，少气懒言，面色少华，小便频数，带下量多，质稀色白，舌质淡红，苔薄白，脉细弱。肾虚型：临床表现为子宫下脱、腰酸、腿软，小腹下坠，小便频数，夜间尤甚，头晕耳鸣，舌质淡，苔白，脉沉弱。

子宫脱垂中医辨证施粥调治可选用以下粥方。

参芪术鸡糯米粥

【出　处】 民间验方。

【组　成】 党参 30 克，黄芪 50 克，炒白术 20 克，母鸡 1 只，糯米 100 克，食糖适量。

【制　作】 将母鸡宰杀后去毛及内脏，洗净切块；黄芪、炒白术水煎取汁代水，入母鸡肉及米煮粥，临熟加入食糖调味即成。

【服　法】 每日 1～2 次，空腹温食。

【功　效】 补气升陷。

【主　治】 气虚型子宫脱垂。临床表现为子宫下移或脱出于阴道口外，劳则加剧，小腹下坠，四肢无力，少气懒言，面色少华，小便频数，带下量多，质稀色白，舌质淡红，苔薄白，脉细弱。

【按　语】 每只母鸡可分3～5天服用。

升麻芝麻猪肠粥

【出　处】 民间验方。

【组　成】 升麻10克，黑芝麻60克，猪大肠1段（约30厘米），糯米100克，食糖适量。

【制　作】 洗净猪大肠，切段。将升麻水煎取汁代水，入猪大肠、黑芝麻及糯米煮粥，临熟加食糖调味。

【服　法】 每日1～2次，空腹温食。

【功　效】 补气升陷。

【主　治】 气虚型子宫脱垂。临床表现为子宫下移或脱出于阴道口外，劳则加剧，小腹下坠，四肢无力，少气懒言，面色少华，小便频数，带下量多，质稀色白，舌质淡红，苔薄白，脉细弱。

【按　语】 坚持服3～5天，停服4～5天再续服1次。

参芪枳壳鸡粥

【出　处】 民间验方。

【组　成】 党参30克，黄芪50克，炒枳壳10克，母鸡1只，糯米100克，食糖适量。

【制　作】 将母鸡宰杀后去毛及内脏，洗净，切块。黄芪、炒枳壳水煎取汁代水，入母鸡肉及米煮粥，临熟加食糖调味即成。

【服　法】 每日1～2次，空腹温食。

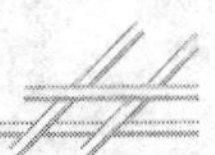

【功　效】 补气升陷。

【主　治】 气虚型子宫脱垂。临床表现为子宫下移或脱出于阴道口外，劳则加剧，小腹下坠，四肢无力，少气懒言，面色少华，小便频数，带下量多，质稀色白，舌质淡红，苔薄白，脉细弱。

【按　语】 每只母鸡可分3～5天服用。

黄鳝升麻粥

【出　处】 民间验方。

【组　成】 黄鳝1条，糯米100克，酱油、食盐、味精各少许。

【制　作】 黄鳝去内脏，切段。将升麻水煎取汁代水，入黄鳝及米煮粥，临熟加入酱油、食盐、味精调味即成。

【服　法】 每日1～2次，空腹温食。

【功　效】 补气升陷。

【主　治】 气虚型子宫脱垂。临床表现为子宫下移或脱出于阴道口外，劳则加剧，小腹下坠，四肢无力，少气懒言，面色少华，小便频数，带下量多，质稀色白，舌质淡红，苔薄白，脉细弱。

【按　语】 坚持服3～5天，停服4～5天再续服1次。

芡实淮山粥

【出　处】 民间验方。

【组　成】 芡实粉20克，怀山药粉20克，核桃仁粉30克，红枣肉10枚，粳米100克，白糖适量。

【制　作】 将芡实粉、怀山药粉、核桃仁粉、红枣肉及粳米加水煮粥，临熟加入白糖调味即成。

【服　法】 每日1～2次，空腹温食。坚持服3～5天，停服4～5天再续服1次。

【功　效】 补肾固脱。

【主　治】 肾虚型子宫脱垂。临床表现为子宫下脱，腰酸，腿软，小腹下坠，小便频数，夜间尤甚，头晕耳鸣，舌质淡，苔白，脉沉弱。

首乌山萸乌鸡粥

【出　处】 民间验方。

【组　成】 何首乌30克，山茱萸25克，乌鸡1只，粳米100克，食盐适量。

【制　作】 将乌鸡去毛及内脏洗净，切块，并将何首乌、山茱萸水煎取汁代水，与粳米共煮粥，临熟加入食盐调味即成。

【服　法】 每日1～2次，空腹温食。坚持服3～5天，停服4～5天再续服1次。

【功　效】 补肾固脱。

【主　治】 肾虚型子宫脱垂。临床表现为子宫下脱，腰酸，腿软，小腹下坠，小便频数，夜间尤甚，头晕耳鸣，舌质淡，苔白，脉沉弱。

7.痔疮下血

直肠下端黏膜下和肛管或肛缘皮下的静脉屈曲、扩大所形成的静脉团称为痔。俗话说“十人九痔”，可见痔疮是临床的常见病、多发病。随着医学的进一步发展，痔疮病因的不断

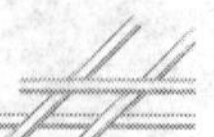

研究，有多种学说问世，主要有：①静脉曲张学说。②血管增生学说。③衬垫下移学说。痔疮的主要症状有便血、疼痛、脱出、局部分泌物增多和排便困难等，为常见的一种慢性肛肠疾病。

痔疮中医辨证施粥调治可选用以下粥方。

鱼肚白糖粥

【出　处】 民间验方。

【组　成】 鱼肚 50 克，白糖 25 克，粳米 100 克。

【制　作】 将鱼肚和白糖一同放在砂锅内，加水适量，同米煮粥。

【服　法】 每日 1～2 次，趁温或待冷食均可。

【功　效】 止血消肿。

【主　治】 痔疮下血。

【按　语】 连续服用有效。

羊血粥

【出　处】 民间验方。

【组　成】 羊血 200 克，粳米 100 克，味精、食盐，米醋各适量。

【制　作】 将羊血切成小块，放在砂锅内倒入米醋，加水适量同米煮粥，临熟后用食盐、味精调味即成。

【服　法】 每日 1～2 次，趁温或待冷食均可。

【功　效】 化瘀止血。

【主　治】 内痔大便出血。

【按　语】 连续服用有效。

茄子粥

【出　处】 民间验方。

【组　成】 茄子1～2个，粳米100克，植物油、食盐各适量。

【制　作】 茄子洗净，切片，加水适量同米煮粥，临熟后用植物油、食盐调味即可。

【服　法】 每日1～2次，趁温或待冷食均可。

【功　效】 消肿止痛。

【主　治】 内痔发炎肿痛、初期内痔便血、痔疮便秘等症的辅助治疗。

【按　语】 连续服用有效。又有清蒸茄子：茄子1～2个，植物油、食盐各适量。茄子洗净，放入碟内，隔水蒸，熟后取出加食盐、植物油，佐餐食。

香蕉粥

【出　处】 民间验方。

【组　成】 香蕉250克，大米50克。

【制　作】 香蕉去皮，同大米一同放入锅中，加水适量，煮成粥即可。

【服　法】 每日1～2次，趁温或待冷食均可。

【功　效】 清热，解毒，润肠。

【主　治】 痔疮出血、便秘、发热等症。

【按　语】 连续服用有效。如治便秘，可在粥中加点麻油。

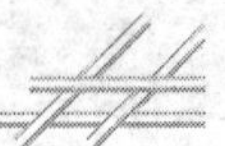

桑耳粥

【出　处】《圣济总录》

【组　成】桑耳10克,粳米100克。

【制　作】先以水煎桑耳,取汁去渣后,入粳米煮粥即成。

【服　法】每日1～2次,连食数日。

【功　效】消痔止血。

【主　治】肠风下血,痔疮便血,鼻衄,尿血。

【按　语】桑耳乃寄生于桑树上的木耳,如缺,可用黑木耳代。另有桑耳粥:将桑耳100克煎水取汁,放入糯米100克共煨粥。每日1次,适用于痔疮下血,烦热羸瘦者。还有木耳汤:将黑木耳30克洗净,与白糖60克加水煮汤。每服1碗,适用于内外痔、便血及肛门疼痛者。

杏仁粥

【出　处】《本草纲目》

【组　成】杏仁25克,粳米100克。

【制　作】先将杏仁去皮、尖,加水3 000毫升,研磨,滤汁,煎至五成,同米煮粥即可。

【服　法】每日1～2次,趁温或待冷食均可,连服3～5剂。

【功　效】益气健脾,解暑行水。

【主　治】痔疮下血。

苍耳粥

【出　处】 民间验方。

【组　成】 苍耳子 15 克，粳米 100 克。

【制　作】 将苍耳子文火炒黄，加水 200 毫升煎取汁 100 毫升，去渣，放粳米，加水 400 毫升煮为薄粥即成。

【服　法】 每日 1 剂，分 3 次服。

【功　效】 祛风散热，解毒杀虫。

【主　治】 风疹，风瘙瘾疹，风寒头痛，鼻渊，牙痛，风寒湿痹，四肢挛痛，身痒不止。

【按　语】 不可久服多服。

8.功能性子宫出血

功能性子宫出血，中医学称之为“崩漏”。表现为月经周期紊乱，出血时间延长，经量增多，甚至大量出血或淋漓不止。临床分为无排卵型和排卵型。无排卵型表现为不规则阴道出血，或先有一段停经以后再发生阴道出血，出血量时多时少，甚至大量出血，但无下腹痛，出血多者可引起贫血。排卵型表现为经前点滴状出血，月经提前来潮，经量多少不一，经期可正常；或月经周期正常，但流血时间延长，可达 9～10 天，甚至更长，经量多少不一。中医辨证可分为：

(1)脾虚型：临床表现为经血非时而至，崩中继而淋漓，血色淡而质薄，气短神疲，面色苍白，手足不温，胃口欠佳，舌质淡红，苔薄白，脉沉弱。

(2)肾阴虚型：临床表现为月经量多，色鲜红，头晕耳鸣，腰膝酸软，心烦，舌质红，苔少，脉细数。

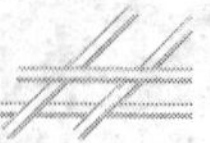

功能性子宫出血中医辨证施粥调治可选用以下粥方。

参枣鸡汁粥

【出　处】 民间验方。

【组　成】 新开河参(切片)10 克,红枣(去核)30 克,童子鸡 1 只,粳米 100 克,食盐适量。

【制　作】 将童子鸡去毛及内脏洗净,切块,熬汤,并将新开河参水煎取汁。用鸡汤与红枣、粳米煮粥,临熟兑入参汤并加入食盐调味即可。

【服　法】 每日 1～2 次,空腹温食,坚持服 3～5 天,参汤可不兑入粥中而另服。

【功　效】 补脾健胃,养血调经。

【主　治】 脾虚型功能性子宫出血。临床表现为经血非时而至,崩中继而淋漓,血色淡且质薄,气短神疲,面色苍白,手足不温,胃口欠佳,舌质淡红,苔薄白,脉沉弱。

【按　语】 新开河参可用边条参代替。

党参黄芪石榴皮粥

【出　处】 民间验方。

【组　成】 酸石榴皮 50 克,党参 30 克,北黄芪 30 克,粳米 100 克,蜜糖适量。

【制　作】 将酸石榴皮、党参、北黄芪水煎取药汁代水,与粳米煮粥,临熟加入蜜糖调味即可。

【服　法】 每日 2 次,空腹温食,坚持服 3～5 天,参汤可不兑入粥中服。

【功　效】 补脾健胃,养血调经。

【主　治】 脾虚型功能性子宫出血。临床表现为经血非时而至，崩中继而淋漓，血色淡且质薄，神疲气短，面色苍白，手足不温，胃口欠佳，舌质淡红，苔薄白，脉沉弱。

人参甲鱼粥

【出　处】 民间验方。

【组　成】 甲鱼1只，人参3克，粳米100克，食盐适量。

【制　作】 将甲鱼去肠杂，洗净，与粳米煮粥，并将人参水煎取汁，临熟兑入参汤并加入食盐调味即可。

【服　法】 每日1～2次，空腹温食，坚持服3～5天，参汤可不兑入粥中而另服。

【功　效】 补脾健胃，养血调经。

【主　治】 脾虚型功能性子宫出血。临床表现为经血非时而至，崩中继而淋漓，血色淡且质薄，神疲气短，面色苍白，手足不温，胃口欠佳，舌质淡红，苔薄白，脉沉弱。

龙眼红枣枸杞粥

【出　处】 民间验方。

【组　成】 龙眼肉30克，红枣、枸杞子各20克，粳米100克，蜜糖适量。

【制　作】 将龙眼肉、红枣、枸杞子洗净，与粳米煮粥，临熟加入蜜糖调味即成。

【服　法】 每日1～2次，空腹温食，坚持服3～5天。

【功　效】 补脾健胃，养血调经。

【主　治】 肾阴虚型功能性子宫出血。临床表现为月经量多，色鲜红，头晕耳鸣，腰膝酸软，心烦，舌质红，苔少，脉

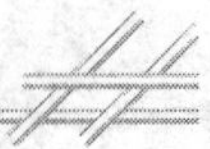

细数。

淡菜龟甲木槿花粥

【出　处】 民间验方。

【组　成】 淡菜50克,龟甲20克,猪瘦肉(切碎)50克,木槿花15克,粳米100克,蜜糖适量。

【制　作】 将龟甲水煎取汁,与淡菜、猪瘦肉、木槿花、粳米煮粥,临熟加入蜜糖调味即可。

【服　法】 每日1～2次,空腹温食,坚持服3～5天。

【功　效】 补脾健胃,养血调经。

【主　治】 肾阴虚型功能性子宫出血。临床表现为月经量多,色鲜红,头晕耳鸣,腰膝酸软,心烦,舌质红,苔少,脉细数。

【按　语】 淡菜甘咸,功能补五脏,又能润肺化痰,止嗽滋阴。主治虚劳伤惫,精血衰少,乃呕血久痢。

淡菜瘦肉龙眼粥

【出　处】 民间验方。

【组　成】 淡菜30克,芡实30克,猪瘦肉50克,龙眼肉15克,粳米100克,冰糖适量。

【制　作】 将芡实与淡菜、猪瘦肉(切碎)、粳米、龙眼肉煮粥,临熟加入冰糖调味即可。

【服　法】 每日1～2次,空腹温食。

【功　效】 补脾健胃,养血调经。

【主　治】 肾阴虚型功能性子宫出血。临床表现为月经量多,色鲜红,头晕耳鸣,腰膝酸软,心烦,舌质红,苔少,脉细数。

9.妇女更年期综合征

妇女从中年到老年的过渡时期，称为更年期，一般发生在45～52岁。在更年期，有10%～30%的妇女可出现不适症状，如月经不调，自主神经功能障碍性症状，神经精神症状，新陈代谢及营养障碍性症状等。临床表现头晕、潮热、自汗、心烦、纳少、月经紊乱、周期不定，或1月数行，或数月不至，血量忽多忽少，称之为妇女更年期综合征。

妇女更年期综合征中医辨证施粥调治可选用以下粥方。

阿胶鸡蛋黄粥

【出　处】 民间验方。

【组　成】 鸡蛋黄(生用)1枚，阿胶6克，生龟甲20克，淡菜20克，粳米100克。

【制　作】 粳米洗净，用清水浸泡约半小时。将龟甲水煎取汁代水，与粳米、淡菜煮粥，临熟入阿胶溶化，再放入鸡蛋黄搅匀即可

【服　法】 趁热服，分2～3次服完，每日1剂，连用3～5日。

【功　效】 滋补肾阴，平肝潜阳。

【主　治】 肾阴亏虚、肝阳上亢型妇女更年期综合征。临床表现为头晕、耳鸣、心悸、潮热、心烦口干、多梦少寐、手足心热，舌质红，脉细数。

【按　语】 亦可不用粳米煲汤服，但鸡蛋黄仍宜生用。

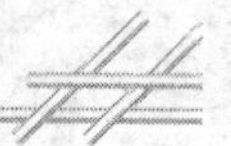

枸杞怀山煲甲鱼粥

【出　处】 民间验方。

【组　成】 枸杞子 30 克，怀山药 20 克，甲鱼 1 只，粳米 100 克，葱、姜、食盐等调料各适量。

【制　作】 把甲鱼去内脏，洗净，切块；粳米洗净，用清水浸泡约半小时。将枸杞子、怀山药、甲鱼与粳米加适量清水煮粥，临熟加入葱、姜、食盐等调味稍煮即可。

【服　法】 趁热服，分 2～3 次服完，每日 1 剂，连用 3～5 日。

【功　效】 滋补肾阴，平肝潜阳。

【主　治】 肾阴亏虚、肝阳上亢型妇女更年期综合征。临床表现为头晕、耳鸣、心悸、潮热、心烦口干、多梦少寐、手足心热，舌质红，脉细数。

【按　语】 亦可不用粳米，只煲汤服。

怀山枣肉瘦肉粥

【出　处】 民间验方。

【组　成】 怀山药 30 克，红枣肉 20 克，猪瘦肉末 100 克，粳米 100 克，葱、姜、食盐等调料各适量。

【制　作】 把粳米洗净，用清水浸泡约半小时，将怀山药、红枣肉、猪瘦肉末，与粳米加适量清水煮粥，临熟加入葱、姜、食盐等调料稍煮即可。

【服　法】 趁热服，分 2～3 次服完，每日 1 剂，连用 3～5 日。

【功　效】 滋补肾阴，平肝潜阳。

【主　治】 肾阴亏虚、肝阳上亢型妇女更年期综合征。临床表现为头晕、耳鸣、心悸、潮热、心烦口干、多梦少寐、手足心热，舌质红，脉细数。

【按　语】 亦可用怀山药 30 克，红枣肉 20 克，猪瘦肉 100 克，加水一同放砂锅内煲熟烂，吃肉饮汤。

龙眼莲子粥

【出　处】 民间验方。

【组　成】 龙眼肉 20 克，莲子 20 克，粳米 100 克。

【制　作】 粳米洗净，用清水浸泡约半小时。将莲子去心，与粳米、龙眼肉加适量清水煮粥即可。

【服　法】 趁热服，分 2～3 次服完，每日 1 剂，连服 3～5 剂。

【功　效】 健脾补肾。

【主　治】 脾肾不足型妇女更年期综合征。临床表现为月经周期先后不定，量忽多忽少，淋漓不断，头晕目眩，腰痛，神疲乏力，水肿，夜尿量多，舌质淡，苔薄白，脉沉细。

10.阴道炎

阴道炎是阴道黏膜及黏膜下结缔组织的炎症，是妇科门诊常见的疾病。当阴道的自然防御功能遭到破坏，则病原体易于侵入，导致阴道炎症。幼女及绝经后妇女由于雌激素缺乏，阴道上皮菲薄，细胞内糖原含量减少，阴道 pH 高达 7 左右，故阴道抵抗力低下，比青春期及育龄妇女易受感染。阴道炎是育龄女性常见的一种妇科感染性疾病，由于其特殊的瘙痒、灼痛等不适，给患者带来了很大痛苦。而令相当多的女性

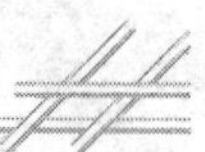

更为苦恼的是，阴道炎总是复发。大约有75%的女性，一生中至少会得一次真菌性阴道炎。而且，对很多女性来说，还存在着真菌重复感染的问题。阴道真菌感染是最普遍的妇科问题之一。真菌性阴道炎的主要症状为外阴剧烈瘙痒，同时可伴有外阴部烧灼感、轻微红肿或白带过多，呈黄绿色豆渣样、有腥味等，其中的瘙痒症状最让人烦恼，常搅得人心神不定，寝食不安。

阴道炎中医辨证施粥调治可选用以下粥方。

百部乌梅粥

【出　处】 民间验方。

【组　成】 百部15克，乌梅30克，糯米100克，白糖适量。

【制　作】 把粳米洗净，用清水浸泡约半小时。将百部和乌梅加适量清水煎煮，煎好后去渣取汁代水，入米煮粥，粥临熟时加入白糖煮沸即可。

【服　法】 趁热服，分2～3次服完，每日1剂，连用3～5日。

【功　效】 清热利湿杀虫。

【主　治】 湿热型滴虫阴道炎，可见带下黄稠，有异味，阴痒明显。

【按　语】 《品汇精要》有云："梅，木似杏而枝干劲脆，春初时开白花，甚清馥，花将谢而叶始生，二月结实如豆，味酸美，人皆啖之。五月采将熟大于杏者，以百草烟熏至黑色为乌梅，以盐淹暴干者为白梅也。"

鸡冠花鸡蛋粥

【出　处】 民间验方。

【组　成】 黑糯米100克，鸡冠花30克，鸡蛋2只，红糖适量。

【制　作】 把粳米洗净，用清水浸泡约半小时；将鸡冠花洗净；鸡蛋2只煮熟，去壳。把全部用料放至锅内，加清水适量，武火煮沸后，文火煲粥约1小时，加红糖调味即可。

【服　法】 日食1～2次，待温食。

【功　效】 去湿止带，补心脾，益气血。

【主　治】 湿浊盛的滴虫性阴道炎，可见体倦乏力，带下增多，色白气腥，质稀如水，或小便不利，外阴瘙痒。

【按　语】 鸡冠花为苋科植物鸡冠花的干燥花序，秋季花盛开时采收，晒干，置通风干燥处贮藏。

秦皮乌梅粥

【出　处】 民间验方。

【组　成】 黑糯米100克，秦皮12克、乌梅30克。

【制　作】 糯米洗净用清水浸泡约半小时。将秦皮、乌梅洗净加适量水煎煮，去渣取汁代水，入糯米用文火煲粥约1小时，临服用时加白糖适量调味即可。

【服　法】 每日2次，早、晚空腹服，每日1剂，连服5日。

【功　效】 清热利湿杀虫。

【主　治】 滴虫阴道炎，症见带下黄臭，外阴瘙痒。

【按　语】 《随息居饮食谱》有云："梅，生时宜蘸盐食，温

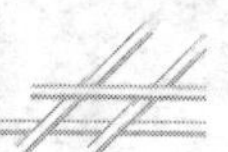

胆生津，孕妇多嗜之，以小满前肥脆而不带苦者佳。多食损齿，生痰助热，凡痰嗽、疳积、胀满，外感未清，女子天癸未行，及妇女经期、产前产后、痧痘后并忌之。”

山萸山药薏仁粥

【出　处】《实用男女病性病临床手册》

【组　成】 山茱萸10克，山药、薏苡仁各50克。

【制　作】 把山茱萸、山药、薏苡仁洗净，同置锅中，加水共煮粥即可。

【服　法】 每日1～2次，连服2周。

【功　效】 补肾健脾，燥湿止带。

【主　治】 老年性阴道炎，可见体倦乏力，带下增多，色黄或为淡粉色，气臭，质稀如水，或小便不利，外阴瘙痒。

【按　语】 由于患老年性阴道炎后阴道分泌物会增多，颜色黄或为淡粉色，有臭味，在中医学中属于湿热证。所以，患者饮食宜清淡，可以食用一些具有清热祛湿或健脾利湿作用的饮食，如赤小豆粥、薏仁粥、冬瓜汤等，禁食过咸或辛辣食品。

淡菜韭菜黄酒粥

【出　处】 民间验方。

【组　成】 淡菜60克，韭菜120克，糯米100克，黄酒适量。

【制　作】 把淡菜、韭菜、糯米洗净，与黄酒同置锅中煮粥即可。

【服　法】 每日1剂，1次服完，5～7天为1个疗程。

【功　效】 补肾止带。

【主　治】 老年性阴道炎，可见体倦乏力，带下增多，色黄或为淡粉色，气臭，质稀如水，或小便不利，外阴瘙痒。

【按　语】《男女科药膳秘宝大全》：淡菜 60 克，韭菜 120 克，黄酒适量。把炒锅置武火上，倒入生油烧热，倒入洗净的淡菜速炒片刻，再加水 2 碗煮沸，然后倒入洗净切好的韭菜和黄酒，略煮一二沸即可。食之可以补肾止带。

莲子薏苡仁蚌肉粥

【出　处】《中华食物疗法大全》

【组　成】 莲子 60 克，薏苡仁 60 克，蚌肉 120 克。

【制　作】 莲子去皮、心，薏苡仁洗净，蚌肉切成薄片，共入砂锅，加水 750 毫升，文火煮粥即可。

【服　法】 每日 1～2 次，连服 2 周。

【功　效】 清热燥湿止带。

【主　治】 老年性阴道炎，可见体倦乏力，带下增多，色黄或为淡粉色，气臭，质稀如水，或小便不利，外阴瘙痒。

【按　语】 本方的功效为清热燥湿止带。粥食疗法只可作为治疗老年性阴道炎的辅助疗法，患病后还是应该以药物治疗为主。对老年性阴道炎反复发作者，平时可选用粥食疗方法进行调理。

淮山鱼鳔瘦肉粥

【出　处】《实用男女病性病临床手册》

【组　成】 怀山药 30 克，猪瘦肉 250 克，鱼鳔 15 克，糯米 100 克。

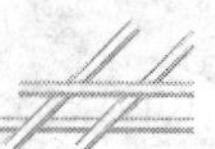

【制 作】 怀山药洗净；猪瘦肉洗净，切块；鱼鳔用水浸发，洗净，切丝。把全部用料及糯米放入锅，加清水适量，武火煮沸后，改文煮粥即可。

【服 法】 每日1～2次，连服2周。

【功 效】 滋阴补肾，涩精止带。

【主 治】 老年性阴道炎属肝肾阴虚，可见腰酸脚软，头晕耳鸣，带下不止，稠黏如丝，五心烦热，潮热盗汗；也适用于产后血虚眩晕。

苦参贯众粥

【出 处】 民间验方。

【组 成】 苦参15克，贯众15克，糯米100克。

【制 作】 将苦参、贯众洗净，加水煎煮，去渣取药汁，入糯米煮粥，服用时加入白糖适量调味即可。

【服 法】 每日2次，连服5～10天为1个疗程。

【功 效】 解毒利湿，杀虫止痒。

【主 治】 念珠菌性阴道炎属湿热蕴结者，可见体倦乏力，带下增多，色黄，气臭，或小便不利，外阴瘙痒。

【按 语】 不要久服，病愈即停。

淡菜芡实墨鱼粥

【出 处】 民间验方。

【组 成】 淡菜100克，墨鱼(干品)50克，芡实20克，猪瘦肉100克，糯米100克。

【制 作】 将淡菜、墨鱼(干品)分别用清水浸软，洗净，连其内壳切成3～4段；芡实洗净；猪瘦肉洗净。把全部用料及糯米一起放入砂锅，加清水适量，武火煮沸后，文火煮粥即可。

【服　法】 每日1～2次，随意服用。

【功　效】 滋阴清热，收敛止带。

【主　治】 念珠菌性阴道炎属肾阴虚或阴虚有热者，可见带下量多，色微黄质稀，或带下色黄赤相兼，质稠如糊状，或伴有阴道热辣感觉，甚则热痛，烦闷不安，睡卧不宁，口干大便干结等；也适于阴虚体质或热病之后、更年期或绝经后妇女之带下病而有阴虚或阴虚内热者。

【按　语】 可多服几次。亦可以间断常服。

马鞭草猪肚粥

【出　处】 民间验方。

【组　成】 马鞭草30克，猪肚60～100克，糯米100克。

【制　作】 将马鞭草洗净后，切成小段；猪肚切片。将水煮沸，把猪肚、马鞭草倒入煮沸，去渣取汁，与糯米一起放入砂锅，加清水适量，武火煮沸后，文火共煮粥即可。

【服　法】 每日1次，随意服用。

【功　效】 解毒杀虫，清热利湿，止带。

【主　治】 各型念珠菌性阴道炎。

【按　语】 可多服几次。孕妇及脾胃虚弱者慎用。

鲤鱼赤豆粥

【出　处】 民间验方。

【组　成】 鲤鱼1尾，赤小豆60克，糯米100克。

【制　作】 将鲤鱼去头、尾及骨头，取肉与赤小豆、糯米

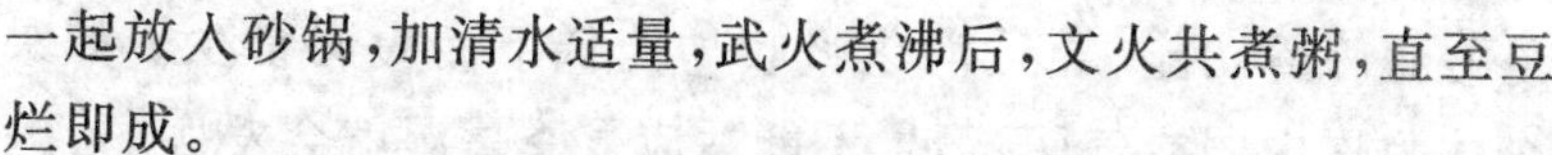

一起放入砂锅，加清水适量，武火煮沸后，文火共煮粥，直至豆烂即成。

【服　法】 分2次，随意服用。

【功　效】 解毒杀虫，清热利湿，止带。

【主　治】 细菌性阴道炎，白带多，湿热有毒者。

【按　语】 可以常服。

桃枝桑枝粥

【出　处】 民间验方。

【组　成】 桃枝100克，桑枝100克，糯米100克。

【制　作】 先将桃枝、桑枝洗净，用水煎取汁液，滤去渣，加糯米煮粥即可。

【服　法】 分2次服用。

【功　效】 解毒杀虫，清热利湿，止带。

【主　治】 细菌性阴道炎，白带多，湿热有毒者。

【按　语】 尚可以单用桃枝、桑枝煎水饮服，并可外洗患处。

11.疰夏

疰夏以暑天怠惰卧，眩晕乏力，心烦多汗，饮食不思，或有低热等为临床特点，由暑湿之气，损于脾胃元气，耗伤阴津所致。包括西医相关病症：夏季低热、先兆中暑等。

疰夏为中医学的病症名。该病在夏季发病，症状表现为：忽发头晕头痛、身倦腿软、口渴体热、食欲不振、心烦自汗等。夏季暑气当令，暑为阳邪，其性升散，易耗气伤津，造成多汗、乏力气短。到了夏末（中医称为长夏）又有湿气当令，湿邪最易侵犯脾胃功能，导致消化吸收功能低下而腹胀食少。如果个体脾胃虚弱或气阴不足，不能适应夏季暑湿就会发病。

疰夏中医辨证施粥调治可选用以下粥方。

荷叶菊花茶叶粥

【出　处】 民间验方。

【组　成】 干荷叶 5 克(或鲜荷叶 30 克)，糯米 100 克，菊花、绿茶各 3 克，白糖或蜂蜜适量。

【制　作】 将干荷叶(或鲜荷叶)切丝，加水煎煮，煮沸后加入菊花、绿茶煮取汁。糯米放入砂锅，加清水适量，武火煮沸后，文火煮粥。粥临熟时加入荷叶菊花茶叶汁，再煮数沸即可，食时加入白糖或蜂蜜调味。

【服　法】 每日早晚各服 1 次。

【功　效】 清热解暑，养阴生津。

【主　治】 暑犯肺胃型疰夏。表现为口渴多饮，烦躁不安，食欲不振，口唇干燥等。

【按　语】 荷叶性平，味苦、涩，有清暑利湿、升发清阳作用；菊花芳香疏泄，善驱风热；绿茶可生津止渴、清热解毒、消食止泻。三物配伍，可达疏泄暑热的目的。

豆腐黄瓜羹

【出　处】 民间验方。

【组　成】 豆腐 150 克，黄瓜 100 克，苦竹叶 5 克，大米淀粉糊 25 克，高汤、食盐、鸡精各适量。

【制　作】 豆腐切块，黄瓜切片。将黄瓜入锅加油略煸后起锅，入盘待用，将豆腐入锅加油煸后，加入苦竹叶煎汁调

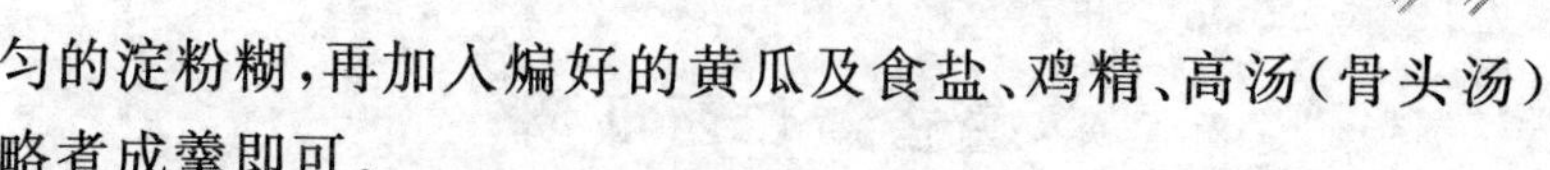

匀的淀粉糊，再加入煸好的黄瓜及食盐、鸡精、高汤（骨头汤）略煮成羹即可。

【服　法】 每日早晚各服1次。

【功　效】 疏泄暑热。

【主　治】 暑犯肺胃型疰夏。表现为口渴多饮，烦躁不安，食欲不振，口唇干燥等。

【按　语】 豆腐味甘，性凉，有生津润燥、清热解毒功用；黄瓜味甘，性寒，能清热止渴、利尿解毒，尤其可清胃热；苦竹叶可生津除烦，尤治热病烦渴。彼此协同，对暑伤肺胃、胃热炽盛、口渴多饮者有良好的效果。

茅根（芦根）鸭块粥

【出　处】 民间验方。

【组　成】 鸭肉250克，冬瓜100克，新鲜白茅根100克（干白茅根50克），糯米100克，葱、姜、料酒、食盐等各适量。

【制　作】 将白茅根加水煮20分钟左右，鸭肉切块同煮，快熟时加入冬瓜块、糯米煮粥，粥临熟时再加入葱、姜、料酒、食盐等即可。

【服　法】 每日早晚各服1次。

【功　效】 清热解暑，养阴生津。

【主　治】 暑犯伤津气型疰夏。表现为身热汗出，气短乏力，倦怠肢软，口渴心烦，尿少而黄等。

【按　语】 鸭肉益气生津，冬瓜清热消暑。天热了容易出汗，有清凉作用的汤水可补充人体需要的营养和水分，咸淡要适宜。亦适用人群体质虚弱、容易疰夏或夏季食欲较差者。

藿香薏仁西瓜粥

【出　处】 民间验方。

【组　成】 薏苡仁 20 克，藿香 15 克，生姜汁、西瓜汁各适量。

【制　作】 将薏苡仁加水煎煮至七成熟时，加入藿香（纱布包装好），继续煎煮至薏苡仁烂熟为度，去藿香后，加入压榨的生姜汁及西瓜汁，搅匀后即可。

【服　法】 每日早晚各服 1 次。

【功　效】 清暑解表，芳香化浊，祛湿健脾。

【主　治】 暑湿困脾型疰夏。表现为身热汗少，心烦身重，口渴少饮，脘痞胀闷，纳呆食少等。

【按　语】 藿香性微温，味辛，有芳香，化湿、和胃作用；薏苡仁利湿健脾；生姜发汗解表；西瓜汁清暑生津。诸品相配，可辅助治疗内有暑热、外感寒湿而造成胃呆不饥。

芦根绿豆粥

【出　处】 民间验方。

【组　成】 新鲜芦根 100 克，绿豆 50 克，粳米 100 克。

【制　作】 将芦根切短，加水煎煮半小时后去渣留汁，再加入绿豆、粳米同煮，直至绿豆煮烂为止。

【服　法】 每日早晚各服 1 次。

【功　效】 清热养胃，消暑解渴。

【主　治】 暑湿困脾型疰夏，以及夏季容易中暑、食欲减退的人。

【按　语】 因为天热容易出汗，汗里带出了大量的氯化

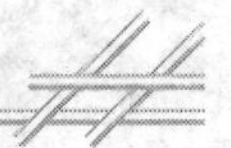

钠，因此吃可以略咸一点儿，可在粥中加适量盐，喜欢吃甜的加点糖也可以。

麦冬黄瓜开洋粥

【出　处】 民间验方。

【组　成】 麦冬 10 克，开洋（虾仁）或虾皮 30 克，黄瓜 250 克，粳米 100 克。

【制　作】 将麦冬加水煎煮半小时后去渣留汁，再加入开洋或虾皮、黄瓜、粳米同煮粥即可。

【服　法】 每日早晚各服 1 次。

【功　效】 清热消暑，开胃，美容。

【主　治】 疰夏。

【按　语】 麦冬可吃，购买时选优质精制饮片，功效滋阴养阴，不易生痘痘。可在粥中加适量食盐，喜欢吃甜的加点糖也可以。

仙鹤草西瓜皮红枣粥

【出　处】 经验方。

【组　成】 粳米 50 克，西瓜翠衣 250 克，仙鹤草 30 克，红枣 5 枚。

【制　作】 先将仙鹤草用温水淘洗去除泥沙；将西瓜翠衣洗净，除去残留的瓜瓤，切成块状，加水煮汤取汁，滤去渣后加入粳米及红枣熬粥即可。

【服　法】 每日 2 次，空腹温服。

【功　效】 清热解暑，健脾益胃。

【主　治】 疰夏。

【按　语】 西瓜翠衣即西瓜之绿皮,内含苹果酸、果糖、维生素C等,具有清热解暑,泻火除烦的功效。

太子参覆盆子蚕茧红枣粥

【出　处】 民间验方。

【组　成】 太子参10克,覆盆子5克,蚕茧4枚,薏苡仁25克,红枣5枚,粳米100克。

【制　作】 先将太子参、覆盆子、蚕茧水煎取药汁,加粳米、薏苡仁{打碎}煮为稀粥,待粥临熟时,加红枣稍煮即成。

【服　法】 每日1～2次,趁温或待冷食均可。

【功　效】 益气健脾,解暑利湿。

【主　治】 疰夏,以及热病口渴引饮,食欲不振,肌肉酸痛。

【按　语】 可加食糖调味,加蜜亦可,口味颇佳。

菱实藕粉粥

【出　处】 民间验方。

【组　成】 菱实粉、藕粉各25克,粳米50克。

【制　作】 先将粳米煮沸为稀粥,待粥临熟时,用冷水调菱实粉及藕粉,缓缓加入粥中,不断搅动即成。

【服　法】 每日1～2次,趁温或待冷食均可。

【功　效】 益气健脾,解暑行水。

【主　治】 疰夏,热病口渴引饮,食欲不振,肌肉酸痛。

【按　语】 不可多食,多食可致腹胀。如腹胀者,可饮姜汁数毫升解之。

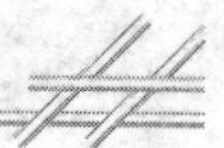

蚕茧山豆粥

【出　处】 民间验方。

【组　成】 蚕茧10只，红枣10只，山药30克，糯米30克，白糖适量。

【制　作】 先将蚕茧煎汤500毫升，滤液去渣，再将红枣去核，与山药、粳米加入煮成稀粥，然后加白糖调味即成。

【服　法】 早晚各1次，趁温或待冷食均可。

【功　效】 益气健脾，解暑行水。

【主　治】 疰夏，热病口渴引饮，食欲不振。

【按　语】 蚕茧止渴解毒，山药、红枣健脾和胃。适用于低热，神疲乏力，胃纳减退，大便溏薄者。

益气清暑粥

【出　处】 民间验方。

【组　成】 西洋参10克，北沙参20克，石斛15克，知母15克，粳米100克，白糖适量。

【制　作】 先将北沙参、石斛、知母用布包好，加水煎30分钟，去渣留汁备用。再将西洋参研成粉末，与粳米加入药汁中煮成粥，然后加白糖调味即成。

【服　法】 早晚各1次，趁温或待冷食均可。

【功　效】 益气健脾，解暑行水。

【主　治】 疰夏，热病口渴引饮，食欲不振。

【按　语】 西洋参益气养阴，北沙参、石斛、知母养阴清热止渴，适用于发热持续不退，口渴，无汗或少汗者。

12.阴冷

中医学上把女性性生活缺乏快感以致漠然、厌恶,"阴冷"。系指已婚妇女无性欲,甚至拒绝或厌恶性交;或虽有性欲,但不能达到性高潮的一种病症。本病的发生多与精神因素有关,其他如疾病和药物因素,如生殖器官发育不良、卵巢内分泌功能不健全、炎症、结核、贫血及肝肾疾病,亦可引发本病。出现这种情况的原因很多,诸如卵巢功能不足、肾上腺皮质和脑垂体分泌腺的功能失调等,但大多数还是由于情绪抑制、恐惧、性生活不协调等心理原因造成的。通常认为"女子性冷淡"是下元虚冷,寒气凝结所致。

治疗本病的原则,除应解除精神因素如缺乏性知识,认为性交无耻下流,怕性交后怀孕和分娩;受惊吓、侮辱或忧伤等刺激。女子性冷淡的治疗需要夫妇双方配合密切,互相体谅,在有经验医生的指导下,解除对性生活的紧张和厌恶情绪,以心理治疗和性生活的引导为主,适当配以饮食疗法,是可以治愈的。有"阴冷"现象的女子,不妨采用下列食物,定可收到回暖的效果。

阴冷中医辨证施粥调治可选用以下粥方。

鸽子韭菜粥

【出　处】 民间验方。

【组　成】 鸽子1只,韭菜100克,大米100克,黄酒20毫升,食盐2克,味精3克,姜丝3克,葱末10克。

【制　作】 将鸽子活杀,去毛,去内脏,洗净,斩成大块;大米淘洗干净;韭菜洗净,切段备用。锅内加水适量,放入鸽

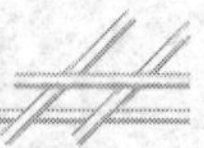

子块、大米、黄酒、食盐、姜丝、葱末共煮粥，八成熟时加入韭菜段，再煮至粥熟，调入味精即成。

【服　法】 每日 1 剂，分 2 次服完。于月经干净后第五天起连服 10 剂。

【功　效】 温补肝肾，助阳固精。

【主　治】 女子性冷淡、月经不调等。

【按　语】 鸽子性平，味甘、咸，有补益肝肾、益精养血等功效，可用于治疗阳痿、早泄、性冷淡、女子闭经诸证。韭菜性温，味甘、辛，有温补肝肾、助阳固精等功效，可用于治疗阳痿、早泄、遗精、带下病、月经不调诸证。

雌鲤鱼粥

【出　处】 民间验方。

【组　成】 雌鲤鱼 1 条(400～500 克)，糯米 150 克，肉桂 2 克，花椒 2 克，姜丝 2 克，葱末 5 克，食盐 3 克，味精 3 克，料酒 20 毫升。

【制　作】 将雌鲤鱼剖杀，去鳞，去鳃，去内脏(留鱼子)，洗净，斩成大块；糯米淘洗干净；肉桂、花椒用干净纱布包好，备用。锅内加水适量，放入鲤鱼块、鱼子、糯米、调料袋、姜丝、葱末、食盐、料酒共煮粥，熟后捡出调料袋，调入味精即成。

【服　法】 每日 1 剂，分 2～3 次服完，连服 3～5 天。

【功　效】 补中益气，利水消肿，通乳。

【主　治】 女子性冷淡、肾炎水肿等。

【按　语】 鲤鱼性平，味甘，有补中益气、利水消肿、通乳等功效，可用于治疗肾炎水肿、肝炎黄疸、阳痿、早泄、女子性冷淡诸证。

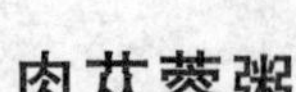

肉苁蓉粥

【出　处】《太平圣惠方》

【组　成】 肉苁蓉 10 克，羊肉 50 克，鹿角胶 3 克，粳米 100 克。

【制　作】 分别将肉苁蓉、羊肉洗净，切碎。先用砂罐煎肉苁蓉、去渣取汁后，入羊肉、粳米同煮，待粥临熟时，再入鹿角胶，待胶烊化后即可。

【服　法】 每隔 3～5 天食 1 次。

【功　效】 补肾壮阳，健脾养胃，润肠通便。

【主　治】 女子性冷淡，并可治发育迟缓，夜尿频多，遗尿，恶寒怕冷，四肢欠温，瘦弱虚羸，便秘。

【按　语】 ①此粥仅宜于冬季服食，夏季切忌。②婴幼儿忌服，仅宜少年儿童。③可不用鹿角胶。④阴虚火旺，阳亢者禁用。

萝藦菜粥

【出　处】《太平圣惠方》

【组　成】 萝藦菜 25 克，羊肾 1 只，粳米 100 克。

【制　作】 先将羊肾去脂膜，洗净切碎，并将萝藦菜拣洗干净切碎，与米同煮为稠粥即可。

【服　法】 日食 1 次，或隔 3～5 天食 1 剂。

【功　效】 补虚劳，益精气。

【主　治】 女子性冷淡，并可治发育迟缓，体虚多病，对青春前期男少年酌情食之，尤有裨益。

【按　语】 ①身体壮实，性早熟者忌食。②外感时邪暂不宜食。③羊肾可用牛肾、猪肾替代。

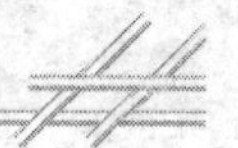

三、补养强身药粥

补养强身药粥是补益性药粥，是用于虚证的最好食疗方法。所谓虚证，一般分气虚、血虚、阴虚、阳虚 4 种类型。在具体应用药粥时，要根据不同的虚证类型，相应地选食不同的药粥。例如，气虚者可服食补气粥，血虚者可选用补血粥，阴虚者可选用补阴粥，阳虚者可选用补阳粥。否则，补之不当，不但达不到滋补强壮的目的，而且会适得其反，产生不良作用。

补益性药粥包括补气、补血、补阴、补阳 4 类。

1.补气药粥

补气药粥，是用于气虚证的辅助食疗方，主要适用于脾气虚和肺气虚的病人，脾气虚则神疲倦怠，大便泄泻，食欲减退，脘腹虚张，甚至水肿，脱肛等；肺气不足则少气懒言，气短乏力，易出虚汗等。凡见上述病症的患者，均可选食补气类药粥。

补气药粥可选用：

人 参 粥

【出　处】 民间验方。

【原　料】 粟米 50 克，人参 5 毫升，姜汁 5 克，高汤、食盐、麻油各适量。

【制　作】 人参碾为细料。粟米加高汤、姜汁共同煮粥，粥熟后入人参末和匀,加食盐、香油调味即可。

【服　法】 每日1剂,空腹食用,连服10～15天。

【功　效】 大补元气。

【主　治】 适用于阳气衰弱、体质虚寒的老年妇女。

【按　语】 有延年益寿之功。

补虚正气粥

【出　处】《圣济总录》

【组　成】 炙黄芪10克,人参3克,粳米100克。

【制　作】 先将黄芪、人参切成薄片,用冷水浸泡半小时后,水煎取汁2次;然后将2次煎液合并,入粳米煮粥即可。

【服　法】 每日早晚各1次,温服。

【功　效】 补益元气,治虚疗损,健脾养胃。

【主　治】 五脏虚弱,身体消瘦,自汗盗汗,易患感冒,脾虚泄泻,食欲不振,气虚水肿等一切气血虚弱之证。

【按　语】 ①凡属热证、实证的忌用。②服粥期间忌食萝卜、茶叶。③人参价格昂贵,可改为党参15克替代。

补虚益气粥

【出　处】 民间方。

【原　料】 党参20克,炙黄芪30克,粳米200克,白糖适量。

【制　作】 将党参、黄芪用水湿润切片,加水煮提取药汁2次,提取浓缩药汁50毫升。粳米洗净,加水煮粥,待粥熟时加入党参黄芪浓汁,再煮片刻,加白糖调味即成。

【服　法】 早晚空腹服食。

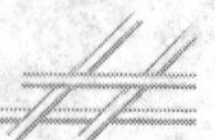

【功　效】 补气虚，益虚损，抗衰老。

【主　治】 老年或久病体弱，脾虚久痢，食欲不振等症。

【按　语】 ①凡属热证、实证的忌用。②服粥期间忌食萝卜、茶叶。

补中升阳粥

【出　处】《食疗百味》

【原　料】 黄芪30克，人参5～10克，柴胡、升麻各3克，粳米30克，红糖适量。

【制　作】 先煎黄芪、人参、柴胡、升麻，去渣取药汁，与粳米共煮为粥，加红糖调味即成。

【服　法】 每日1次，可连服7日。

【功　效】 补气摄血，升阳举陷。

【主　治】 气虚月经过多，过期不止，色淡而清稀如水，面色苍白，气短懒言，心悸不宁，小腹空坠，肢软无力，食欲不振，舌质淡红，苔薄白，脉虚弱。

参芪胶艾粥

【出　处】 经验方。

【原　料】 黄芪、党参各15克，鹿角胶、艾叶各6～10克，升麻3克，当归、砂糖各10克，粳米100克。

【制　作】 将党参、黄芪、艾叶、升麻、当归入砂锅煎取浓汁，去渣，然后加入粳米、鹿角胶、砂糖煮粥即可。

【服　法】 上、下午温热服食。

【功　效】 补气摄血。

【主　治】 产后恶露过期不止，淋漓不断，量多色淡红，质稀薄，小腹空坠，神疲懒言，面色㿠白。

【按　语】 阴虚火旺所致恶露不绝者忌用。凡属热证、实证的忌用。服粥期间忌食萝卜、茶叶。

黄芪粥

【出　处】《太平圣惠方》

【组　成】 黄芪10克，粳米50克。

【制　作】 先将黄芪水煎取汁，去渣后入米煮粥即可。

【服　法】 空腹温服，每日1～2次。

【功　效】 生黄芪粥。益卫固表，利水消肿，托毒生肌；炙黄芪粥，补中益气。

【主　治】 ①生黄芪粥。治盗汗，自汗，多汗，肾炎水肿，痈疽不溃或溃久不敛。②炙黄芪粥。治形体羸弱多病，脾虚泄泻，脱肛，中气不足，头晕脚软及一切气虚血亏之证。

【按　语】 阴虚阳盛或患实证者禁食。

黄芪当归羊肉红枣粥

【出　处】 民间验方。

【组　成】 黄芪20克，当归10克，羊肉100克，红枣6枚，粳米100克。

【制　作】 先将黄芪、当归洗净后入布包，新鲜羊肉切15毫米厚块，红枣加入水及调料，文火炖至羊肉熟烂，去黄芪当归药包，与米同煮粥，以糜为度。

【服　法】 早餐时食，连食数日。

【功　效】 补气养血。

【主　治】 气血两虚型白血病。

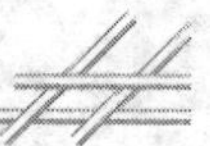

【按　语】 调入冰糖适量。凡属热证、实证的忌用。

参芪当归补气粥

【出　处】 经验方。

【组　成】 炙黄芪25克，人参10克，当归15克，粳米50克。

【制　作】 先将黄芪、人参、当归切成薄片，用冷水浸泡半小时后，水煎取汁2次；然后将2次煎液合并，入粳米煮粥。

【服　法】 每日早晚各1次，温服。

【功　效】 补益元气，治虚疗损。

【主　治】 自汗，盗汗，易患感冒，脾虚泄泻，食欲不振，气虚水肿等一切气血虚弱之证。

【按　语】 ①凡属热证、实证忌用。②服粥期间忌食萝卜、茶叶。③人参可用党参25克替代。

白参山药糊粥

【出　处】 经验方。

【组　成】 白参30克，生山药500克，黄豆300克，面粉500克，粳米450克。

【制　作】 先将白参、生山药、黄豆均加工成粉，与面粉混合均匀。每次取粉约100克和粳米30克，做成糊粥食用，亦可放菜做成咸粥。

【服　法】 每日1～2次，温服。

【功　效】 扶正补虚，益气健脾滋肾。

【主　治】 气阴两亏、诸虚百损、眩晕、健忘、脑鸣、消瘦、遗精、小便频数，以及糖尿病、高脂血症、动脉硬化等。

【按　语】 ①凡属热证、实证忌用。②服粥期间忌食萝卜、茶叶。

白参核桃仁粥

【出　处】 经验方。

【组　成】 核桃仁、白参各5克，粳米100克，糖适量。

【制　作】 先将核桃仁捣碎，白参切片，与粳米加水适量，煎煮成粥，放糖调味即可。

【服　法】 每日1次，温服。

【功　效】 补气养血，温肺润肠，固肾涩精，降气定喘。

【主　治】 体虚瘦弱，腰膝酸软，阳痿滑精，夜尿频多，大便秘结，以及成年人肺结核、慢性支气管炎、哮喘、高脂血症等。

【按　语】 ①凡属热证、实证忌用。②服粥期间忌食萝卜、茶叶。

八宝粥

【出　处】 民间方。

【原　料】 芡实、薏苡仁、白扁豆、莲肉、山药、红枣、龙眼肉、百合各6克、粳米150克。

【制　作】 先取上述8味药煎煮40分钟，再加入粳米继续煮烂成粥即成。

【服　法】 分顿调糖食用，连吃数日。

【功　效】 健脾胃，补气益肾，养血安神。

【主　治】 失眠及体虚乏力、虚肿、泄泻、口渴、咳嗽少痰等。

【按　语】 八宝粥已有多种工业化生产的罐装食品，若

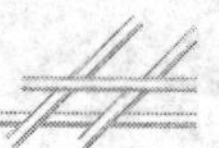

无时间自己熬粥，亦可加温后服用。

肉米粥

【出　处】《遵生八笺》

【组　成】 熟猪肉30克，粳米100克，鸡汤（或肉汁、虾汁汤）半碗，茭笋、香蕈各适量。

【制　作】 先将粳米煮成软饭，熟猪肉切碎，茭笋、香蕈切碎，然后加鸡汤等汁（仅取1种）煮粥即可。

【服　法】 日食1～2次，咸菜下粥。

【功　效】 补中益气，开胃进食。

【主　治】 身体瘦弱，厌食及日常粥养。

【按　语】 外感时疫及脾虚泄泻之忌食。

苁蓉鸡粥

【出　处】《家庭滋补药粥》

【组　成】 母鸡1只，肉苁蓉10克，生山药250克，茯苓20克，粳米100克。

【制　作】 先将肉苁蓉、茯苓煎取浓汁；煮熟母鸡去骨。再将鸡汤、鸡肉、山药末、药汁、粳米，同放锅内煮成粥即可。

【服　法】 每日1次，空腹温服。

【功　效】 补气壮阳，安脏腑，调和气血。

【主　治】 神经衰弱，精力不足，气血衰弱，失眠健忘。

【按　语】 肉苁蓉有补肾、益精、润燥、滑肠的作用，尤其适宜血枯便秘和阳虚便秘之人服食。《医学广笔记》中介绍："治老年血液枯槁，大便燥结，大肉苁蓉三两，白酒浸，洗去鳞甲切片，白汤三碗，煎一碗，顿服。"

2.补血药粥

补血药粥,是治疗血虚病症的药粥。血虚的症状主要是面色萎黄,嘴唇及指甲苍白,并有头晕、耳鸣、心慌、健忘、失眠等。由于女性生理有“周期”耗血多,胎产耗血的特点,与血结下了不解之缘。中医学早就指出:“妇女以养血为本。”女性若不善于养血,就容易出现面色萎黄、唇甲苍白、肢涩、发枯、头晕、眼花、乏力、气急等血虚症,即贫血。严重贫血者,还极易过早发生皱纹、白发、脱牙、步履蹒跚等早衰症状。根据对862名女青年体检资料表明,其中有16%均患有不同程度的贫血症状,有96名血红蛋白不足100克/升,51名红细胞偏低。可见,女性养血迫在眉睫。在食用补血药粥时,如遇有血虚兼气虚的,可配合服食补气药粥,或交替应用;如血虚兼阴药虚的,也可与补阴粥合用,或轮换服食。中医学认为:气属阳,血属阴。补血药也含有滋阴作用,补阴药也具有养血效果,如糯米阿胶粥、枸杞羊肾粥、桑仁粥、乳粥、酥蜜粥等虽属补血粥,可借以养阴。同样的道理,补阴药粥,如小麦粥、脊肉粥等,也能用以养血。因此,阴虚的病人有时也可选用补血药粥,血虚的病人也可服食养阴药粥。应当注意的是,补血药粥性质偏于黏腻,凡平素体肥多痰,胸闷腹胀,或食少便溏的患者,应少吃,或与健胃粥合用,以免影响食欲。

女子养血补血药粥可选用:

熟地粥

【出　处】 民间验方。

【组　成】 熟地黄20克,粳米50克,冰糖适量。

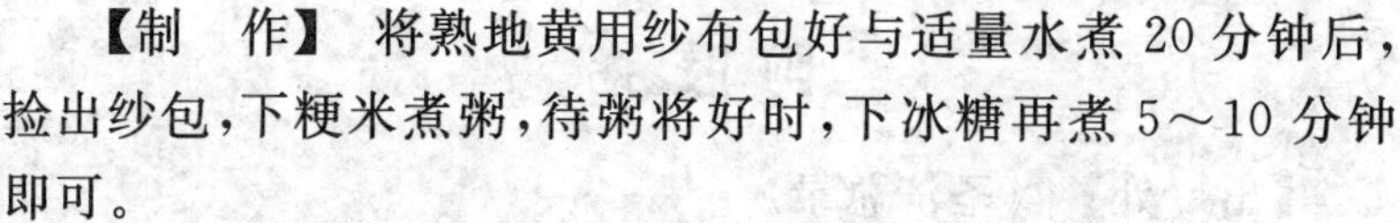

【制　作】 将熟地黄用纱布包好与适量水煮20分钟后，捡出纱包，下粳米煮粥，待粥将好时，下冰糖再煮5～10分钟即可。

【服　法】 趁热服。

【功　效】 养血滋阴，补精益髓。

【主　治】 血虚萎黄，眩晕，心悸，月经不调，崩漏，以及肾阴不足所致潮热盗汗、遗精、消渴等。

【按　语】 熟地黄甘，微温，入肝肾经。除能补血又能滋阴，亦为滋阴主药。熟地黄黏腻，较生地黄为甚，有碍消化，凡气滞痰多、脘腹胀痛、食少便溏者忌服。本粥常食能补中气，壮筋骨，通血脉，益精气，和五脏，有轻身好颜色，聪耳明目的作用，对肌肉消瘦者适宜。当归粥和熟地粥均能补血，但当归粥性动，生新血而补血；而熟地粥性静，滋阴经而养血，二者合用，则可互补长短。

荔枝粥

【出　处】《粥谱》

【组　成】 干荔枝50克，粳米100克。

【制　作】 将淘洗干净的粳米用文火熬至粥成后，加入去核的荔枝干及少许调味品，再用文火熬至粥稠后即可。

【服　法】 每日2次，温服。

【功　效】 补脾益胃，生津养血。

【主　治】 脾虚久泻，贫血。

【按　语】 阴虚火旺者忌服此粥。

阿胶粥

【出　处】《圣济总录》

【组　成】阿胶5～10克，粳米100克，红糖30克。

【制　作】先将粳米加水煮粥，待粥临熟时加入阿胶（捣碎），酌入红糖至胶溶即可。

【服　法】每晨趁温空腹服1次，连食5～7天。

【功　效】滋阴补血。

【主　治】贫血，紫癜，大便艰涩，肺虚，久咳久喘，痰中带血，衄血，便血，血痢。

【按　语】①宜趁温食，冷食则易致呕吐。②凡脾胃虚弱，气滞痰多，脘腹胀痛，食饮不消，食少便溏者忌服。③粳米亦可用糯米，名“糯米阿胶粥”，补血安胎作用较强。

龙眼肉粥

【出　处】《老老恒言》

【组　成】龙眼肉10克，粳米100克。

【制　作】取龙眼肉和粳米加水，同煮为粥即可。

【服　法】每日早餐服1次，趁温食。

【功　效】益心脾，补气血，安神志。

【主　治】贫血，虚劳羸弱，健忘，心悸怔忡，自汗，盗汗，五软，五迟。

【按　语】①凡风寒感冒，恶寒发热，或舌苔厚腻者忌用。②过量服用，易致中满气壅。③龙眼肉就是桂圆肉，任何一家超市都有售。龙眼肉除了含丰富的铁质外，还含有维生素A、B族维生素和葡萄糖、蔗糖等。补血的同时还能治疗健

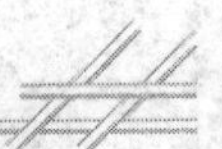

忘、心悸、神经衰弱和失眠症。龙眼汤、龙眼胶、龙眼酒之类也是很好的补血食物。

小米龙眼粥

【出　处】 民间验方。

【组　成】 龙眼肉 30 克，粟(小)米 100 克，红糖适量。

【制　作】 将龙眼肉与粟米入锅，加水煮粥，食时加入红糖即可。

【服　法】 空腹服食，日食 1 次，温服。

【功　效】 补血养心，安神益智，健脾养肾。

【主　治】 神经衰弱，记忆力减退，接受能力差。

【按　语】 用于心脾虚损、气血不足、失眠健忘、惊悸怔忡等症。

人乳粥

【出　处】《寿世青编》

【组　成】 人乳汁 200 毫升，粳米 100 克，酥油 3～6 克。

【制　作】 先将粳米加水煮粥，至半熟时去汤汁，再加入人乳汁代水煮粥至稠腻即可。

【服　法】 将粥盛于碗中，加入酥油，调搅均匀食。

【功　效】 补血润燥。

【主　治】 贫血，羸瘦体弱多病，消渴引饮，大便燥结。

【按　语】 ①人乳汁必取自健康壮实的乳母。②现取现用，不可留置过久。③如无酥油，亦可不用，同样有效。黄伯雄《订正食鉴本草》：人乳粥组成无酥油。④酥油是极好滋补品，以白羊酥为上乘。《本本纲目》记载，白羊酥能“益虚劳、润肌肤、泽脏腑、和血脉”，脏腑功能失调所导致消瘦、皮肤枯槁及津伤血虚之症，阴虚损必发劳热耗津，津液去，则毛折皮枯。酥油配蜂蜜，既可润肤丰肌，还适用于消渴、阴虚发热等症。

雌鸡粥

【出　处】《养老奉亲书》

【组　成】 黄雌鸡肉 100 克，肉苁蓉 6 克，生怀山药 20 克，粳米 100 克。

【制　作】 先将鸡肉、肉苁蓉分别用水煎取汁，再取肉苁蓉汁加入鸡汤内，然后入米及怀山药（切碎）煮粥即可。

【服　法】 日食 1 次，趁温空腹食。

【功　效】 益气补血。

【主　治】 贫血，虚劳羸瘦，体弱多病及日常粥养。

【按　语】 外感时疫者忌食。

龙眼枣糖粥

【出　处】 民间验方。

【组　成】 龙眼肉 15 克，红枣 15 枚，粳米 50～100 克，红糖适量。

【制　作】 将龙眼肉、红枣、粳米三者一并加水煮粥，食时加入红糖即可。

【服　法】 每日 1 次，空腹温服。

【功　效】 养心安神，健脾补血。

【主　治】 产后心脾虚损，气血不足，失眠健忘，惊悸怔忡，贫血，心悸失眠，体质虚弱者。

【按　语】 可以间断常服。

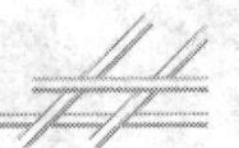

3.补阴药粥

补阴药粥，是用于治疗阴虚病证的食疗方，具有滋养五脏，润肺补阴的作用，适用于阴虚、液亏、津乏的病证。凡肺阴虚的干咳，咯血，虚热烦渴；胃阴虚的舌绛，唇红，津少口渴，胃中嘈杂；肝肾阴虚的眩晕目暗，五心烦热及心阴虚者所出现的自汗，盗汗等，均可选用相应的补阴类药粥。如心阴虚者服食甘蔗粥，肾阴不足者可服山茱萸粥等。由于补阴粥多半属滋腻之品，凡见有胸闷、食少、便泻，舌苔厚腻的病人，不应该选用。

补阴药粥有：桑椹粥、甘蔗粥、山茱萸粥、天冬粥、小麦粥、萎蕤粥、何首乌粥等。

桑椹粥

【出　处】《中国食疗药粥谱集锦》

【组　成】鲜桑椹100克，粳米100克。

【制　作】将淘洗干净的粳米加水用文火熬至粥成，加入新鲜的桑椹及少许调味品，再熬至粥稠即可。

【服　法】每日早晚各1次，趁温服。

【功　效】滋补肝肾，养血明目。

【主　治】肝肾阴虚，头昏眼花，头发早白，年老血虚津枯，大便秘结。

【按　语】脾胃虚寒泄泻者忌食此粥。

猪肺粥

【出　处】《证治要诀》

【组　成】 猪肺100克,粳米100克。

【制　作】 将猪肺切开洗净,再切成细丝,与淘洗干净的粳米加水用文火熬至粥稠,再加入适当的调味品即可。

【服　法】 每日2次,温服。

【功　效】 滋补肺阴。

【主　治】 阴虚咳嗽,支气管炎,肺炎,童子痨。

【按　语】 母猪之肺忌用。

甘蔗粥

【出　处】《养老奉亲书》

【组　成】 甘蔗500克,粳米100克。

【制　作】 将甘蔗洗净,捣碎,榨取蔗汁,如量少则酌加水,与米煮粥即可。

【服　法】 每日1～2次,温食。

【功　效】 清热生津,下气润燥。

【主　治】 阴液亏虚,热病伤津,麻疹发热口渴,反胃呕吐,肺燥咳嗽,大便燥结,咽喉肿痛。

【按　语】 脾胃虚寒者忌用。甘蔗功能清热、生津、润肠,亦适宜热性便秘者服食。可用青皮甘蔗汁、蜂蜜各1酒盅,混匀,每日早晚空腹服下。

山茱萸粥

【出　处】《遵生八笺》

【组　成】 山茱萸5克,蜂蜜2匙,大米100克。

【制　作】 将山茱萸肉与大米加水煮粥,临熟时加入蜂蜜即可。

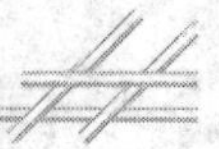

【服　法】 空腹服，每日 1～2 次。

【功　效】 补肝益肾，敛汗。

【主　治】 阴虚，自汗，盗汗，身体瘦弱，小便频数，遗尿，头晕耳鸣，行迟。

【按　语】 ①凡脾胃虚弱，气滞痰多，脘腹胀痛，食饮不消，食少便溏，素有湿热，小溲淋涩及外感时疫者忌用。②拣尽果核及杂质。

天冬粥

【出　处】《饮食辨录》

【组　成】 天冬 10 克，粳米 100 克。

【制　作】 先将天冬水煎取汁，然后入米煮为稠粥即可。

【服　法】 每日 1～2 次，饥时食。

【功　效】 滋阴润燥，清肺降火。

【主　治】 阴虚发热，痨瘵，咳嗽，咯血，肺痈，咽喉肿痛，乳蛾，便秘，口渴。

【按　语】 虚寒泄泻及外感风寒致咳嗽者忌食。

麦冬粥

【出　处】 民间验方。

【组　成】 麦冬 15 克，黑糯米 100 克，生姜汁 5 毫升。

【制　作】 麦冬(去心)洗净，切碎，以冷开水捣绞取汁。将黑糯米以水煮粥，至粥烂熟后，入麦冬汁及姜汁和匀，再煮数沸即成。

【服　法】 空腹温食，不效则再次煮食。

【功　效】 滋阴清热，和胃止呕。

【主　治】 肺肾阴虚，热病伤阴，口渴，心烦，口舌生疮，消渴症。

【按　语】 凡脾虚泄泻，胃有痰饮湿浊及暴感风寒咳嗽者忌服。

麦冬黑糯粥

【出　处】 民间验方。

【组　成】 麦冬 15 克，生地黄 25 克，黑糯米 100 克，生姜汁 5 毫升。

【制　作】 麦冬（去心）、生地黄洗净，切碎，以冷开水捣绞取汁。将黑糯米以水煮粥，至粥烂熟后，入麦冬汁、生地黄汁及姜汁和匀，再煮数沸即成。

【服　法】 空腹温食，不效则再次煮食。

【功　效】 滋阴清热，和胃止呕。

【主　治】 肺肾阴虚，热病伤阴，口渴，心烦，口舌生疮，消渴症。

【按　语】 凡脾虚泄泻，胃有痰饮湿浊及暴感风寒咳嗽者忌服。

萎蕤粥

【出　处】《粥谱》

【组　成】 萎蕤（玉竹）10 克，粳米 100 克。

【制　作】 先将玉竹水煎取汁，去渣后入粳米煮粥即可。

【服　法】 每日 1～2 次，趁温或待凉服。

【功　效】 养阴润燥，除烦止渴。

【主　治】 肺脾阴虚，热病伤阴，口渴心烦，咳嗽，虚劳发

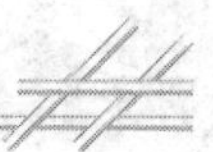

热，消谷善饥，糖尿病，小便频数。

【按　语】 胃有湿、痰及气滞者忌食。

枸杞子粥

【出　处】《寿亲养老新书》

【组　成】 枸杞子15克，粳米100克。

【制　作】 将枸杞子水煎取汁，去渣后入米煮粥即可。

【服　法】 每日1～2次，连食5～7天。

【功　效】 滋肾润肺，补肝明目。

【主　治】 肝肾阴亏，遗尿，膝腰无力，头晕眼花，目昏多泪，虚劳咳嗽，消渴。

【按　语】 外感时邪，脾胃有湿及泄泻者忌食。

仙 人 粥

【出　处】《遵生八笺》

【组　成】 制何首乌25克，粳米100克。

【制　作】 先将何首乌用砂锅加水煎汁，去渣后入米煮粥即可。

【服　法】 每日1～2次，或隔1～2天食1次。

【功　效】 补肝益肾，养血祛风。

【主　治】 肝肾阴虚，头发早白，血虚头晕，腰膝痿软无力，行迟，遗尿，慢性肝炎，肠风下血，咳嗽，疮疖。

【按　语】 大便溏泄及有湿痰者忌食。何首乌有何首乌与白首乌之分，两者均适宜便秘者服食。生何首乌有通便作用。《本草汇言》认为“生者气寒”。《江西草药》说它“通便，解疮毒”。白何首乌能补虚润肠，《山东中药》记载：“为滋养、强壮、补血药。鲜的并有润肠通便的作用,适用于老人便秘。"

何首乌红枣粥

【出　处】 民间验方。

【组　成】 制何首乌 30 克,红枣 15 枚,粳米 50～100 克,红糖适量。

【制　作】 先将何首乌煎取浓汁,去渣后与粳米、红枣同入砂锅内,用文火煮熬成粥,粥将稠时放入红糖,溶解后即可。

【服　法】 每日 1～2 次,或隔 1～2 天食 1 次。

【功　效】 补气血,益肝肾。

【主　治】 产后血虚,眩晕耳鸣,腰膝酸痛,大便干结,头发稀疏及肝肾阴虚,头发早白,血虚头晕,腰膝痿软无力。

【按　语】 大便溏稀及有湿痰者忌食。

4.补阳药粥

补阳药粥,是用于治疗阳虚病症的药粥方,大多具有温肾壮阳,补精髓,强筋骨的功效,适用于腰膝酸痛,腿脚软弱,四肢欠温,畏寒怕冷,阳痿,早泄,遗精,小便频数或清长,遗尿,或溺后余沥等症。在中医补阳药里,虽分别具有助肾阳、补心阳、温脾阳的不同,但中医学认为,"肾为先天之本",因此补阳药主要用于温补肾阳。本书所选补阳药粥如羊骨粥、韭菜粥、菟丝粥、苁蓉羊肉粥,鹿角胶粥等,均是补益肾阳的食治方。若肾阳充盛,则全身阳虚症状也可随之好转。由于补阳粥类大多属温燥之品,凡有阴虚火旺,或发热的病人应当忌用。

补阳药粥有:麋角粥、肉苁蓉粥、肉苁蓉海参粥、羊肉粥、雀儿药粥、附子粥、羊脊粥等。

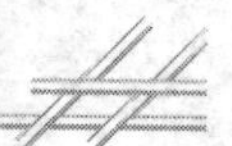

麋角粥

【出　处】《寿亲养老新书》

【组　成】麋角霜1克,粳米100克。

【制　作】将麋角霜研末,待粳米粥熟后调入,再煮数沸即可。

【服　法】每晨服1次,温食。

【功　效】补肾强筋,益血。

【主　治】肾虚,下元亏损,遗尿,腰酸痛无力,筋骨疼痛及病弱儿补养。

【按　语】阴虚阳亢者禁用。

鹿角胶粥

【出　处】《寿世青编》

【组　成】鹿角胶2克,粳米100克。

【制　作】将粳米煮粥,临熟时入鹿角胶,煎令熔化即可。

【服　法】3～5日食1次。

【功　效】补阳益精。

【主　治】肾气不足,虚劳羸瘦,腰脚痿软,无力,脑积水,发育不良,遗尿。

【按　语】①阴虚阳亢之忌食。②不可操之过急,宜渐次食,疗程应长。

肉苁蓉粥

【出　处】《太平圣惠方》

【组　成】 肉苁蓉10克，羊肉50克，鹿角胶3克，粳米100克。

【制　作】 分别将肉苁蓉、羊肉洗净，切碎。先用砂罐煎肉苁蓉去渣取汁代水，入羊肉、粳米同煮，待粥临熟时，再入鹿角胶，待胶烊化后即可。

【服　法】 每隔3～5天食1次。

【功　效】 补肾壮阳，健脾养胃，润肠通便。

【主　治】 夜尿频多，遗尿，恶寒怕冷，四肢欠温，瘦弱虚羸，便秘。

【按　语】 ①此粥仅宜于冬季服食，夏季切忌。②婴幼儿忌服。③可不用鹿角胶。④阴虚火旺，阳亢者禁用。

肉苁蓉海参粥

【出　处】《饮食疗法》

【组　成】 肉苁蓉10克，羊肉50克，海参10克，粳米100克。

【制　作】 分别将肉苁蓉、羊肉洗净，切碎；海参泡发并切碎。先用砂锅煎肉苁蓉去渣代水取汁，入羊肉、海参、粳米同煮为粥即可。

【服　法】 每隔3～5天食1次。

【功　效】 补肾壮阳，健脾养胃，润肠通便。

【主　治】 下元虚冷，夜尿频多，恶寒怕冷，四肢欠温，瘦弱虚羸，遗尿，颓陷，便秘。

【按　语】 ①此粥仅宜于冬季服食。②婴幼儿忌服，仅宜少年儿童。③阴虚火旺，阳亢者禁用。海参为清补食物，既能滋阴润燥，又能养血通便。《药性考》中说它“降火滋肾，通

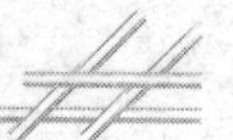

肠润燥”，并介绍“治虚火燥结：海参、木耳、入猪大肠煮食”。所以，对肠燥便秘，或血虚便秘，或年老体弱便秘者，食之颇宜。

海参粥

【出　处】《行厨记要》

【组　成】海参15克，粳米100克。

【制　作】先将海参泡发，切碎，与粳米（或糯米）同煮粥即可。

【服　法】每日1次，连食3～5天。

【功　效】补肾益精，养血润燥。

【主　治】下元虚冷，遗尿，童子痨，四肢不温，面色苍白，小便频数，夜中尿多，肠燥便难。

【按　语】脾虚不运，痰多便溏者忌食。

羊肉粥

【出　处】《饮膳正要》

【组　成】精羊肉50克，粳米100克。

【制　作】将羊肉切碎，与粳米煮粥，至糜为度。

【服　法】每日早晨食1次。

【功　效】益气补中，温中暖下。

【主　治】阳虚，身体瘦弱，虚羸多病，腰膝无力，四肢不温，遗尿。

【按　语】①凡外感时疫或内有宿热者忌食。②冬季服食尤宜。

胡桃粥

【出　处】《海上集验方》

【组　成】核桃仁10～15克，粳米100克。

【制　作】将核桃仁研末，与米一同加水煮为稠粥即可。

【服　法】每日1～2次，温食。

【功　效】补肾温肺，润肠定喘。

【主　治】肾虚喘嗽，腰脚痿弱，行迟，小便频数，夜中尿多，遗尿，石淋，大便燥结。

【按　语】阴虚火旺及有痰火积热者忌食。

犬肉粥

【出　处】《食医心镜》

【组　成】狗肉50克，粳米100克。

【制　作】将狗肉在沸水中断生后切碎，与粳米同煮粥，至肉糜为度。

【服　法】每日或隔日1次，趁温服。

【功　效】温肾助阳，补中益气。

【主　治】阳虚怯寒肢冷，妊娠水肿，淋证，遗尿。

【按　语】①热病后忌服。可将狗肉熬汤，代水煮粥。②犬肉粥，又名狗肉粥。

羊肉枸杞粥

【出　处】民间验方。

【组　成】精羊肉50克，枸杞子10克，粳米100克，食盐、姜丝、葱花各适量。

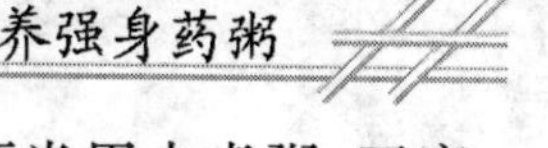

【制　作】 将羊肉切碎,与枸杞子及粳米用水煮粥,至糜为度,加食盐、姜、葱调味。

【服　法】 每日早晨食1次。

【功　效】 益气补中,温中暖下。

【主　治】 遗尿,身体瘦弱,虚羸多病,腰膝无力,四肢不温。

【按　语】 ①凡外感时疫或内有宿热者忌食。②冬季服食尤宜。

雀儿粥

【出　处】《太平圣惠方》

【组　成】 麻雀2只,粟米100克,葱白3茎。

【制　作】 将麻雀去毛及肠杂,切碎,入锅中翻炒,再下酒少许煮15～20分钟,加水下米煮粥,待粥临熟时下葱白,候熟即可,或加作料适量。

【服　法】 每日或数日食1次,连食数次。

【功　效】 壮阳益气,缩小便。

【主　治】 腰膝四肢欠温,形体羸瘦,遗尿,小便频数,咳嗽。

【按　语】 阴虚火旺者忌食。另有麻雀粥:取麻雀2只去毛及内脏,取油炒热,放少许酒略烹,添适量水、葱段;同粳米50克煮成粥,作早晚餐服用。本粥制法别具一格,麻雀肉以酒烹过,不仅增强药力,且更具通经络、行气血、温脾胃、养肌肤之功,可使肌肤丰润,面色荣润,肌肤润泽。阴虚火旺或阳强易举者不可食。

猪肾粥

【出　处】《太平圣惠方》

【组　成】 猪肾1具,粳米100克。

【制　作】 将猪肾(猪腰子)去脂膜后切碎,与米同煮粥,临熟时酌入调料即可。

【服　法】 每日1～2次,空腹温食。

【功　效】 补肾壮腰,利水消肿。

【主　治】 肾虚劳损,肾虚腰痛,遗尿,颜面或全身水肿,盗汗。

【按　语】 ①猪肾必须新鲜,凡瘟猪之肾绝不可用。②对年幼儿亦可将猪肾熬汤代水煮粥。

双参补粥

【出　处】 民间验方。

【组　成】 海参30克,红参片6～7片,粳米100克。

【制　作】 先将海参浸泡透发,切成薄片,再将海参片、红参片、粳米同入锅内,加水煎煮成粥,最好入少量鸡汤,待粥成后根据口味,放糖或放盐调味即可。

【服　法】 每日1～2次,连服3～5天。

【功　效】 益气滋阴,补肾壮阳,延年抗老。

【主　治】 产后或病后虚弱,精血亏损及一切气血精津不足者。

【按　语】 海参片、红参片亦可仅取其一。

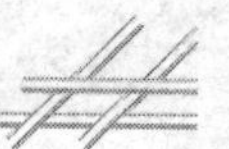

人参黄米粥

【出　处】 民间验方。

【组　成】 炒粳米 100 克，红参 2 克。

【制　作】 将红参研为细末。把粳米放锅中炒至焦黄，加水适量，煎煮成粥后，调入红参粉拌匀即可。

【服　法】 每日 1 次，连服 10～15 天。

【功　效】 益脾胃，止泄泻。

【主　治】 消化不良、脾虚泄泻、慢性胃炎、胃及十二指肠溃疡。

【按　语】 人参可用朝红参，或新开河参。

四、美容护肤粥

情志的稳定乐观，对于皮肤是否健美有着直接的影响。情志活动正常，则气血调达，精力充沛，面色明润含蓄，红黄隐隐。《素问·阴阳应象大论》记载："怒伤肝，喜伤心，思伤脾，忧伤肺，恐伤肾。"若情志过激就会损伤脏腑阴阳气血，致脏腑阴阳气血失调，发生痤疮、黄褐斑、扁平疣、皱纹等与脏腑相关的面部疾病，影响皮肤的健美。爱美的女人最佳的美容方法不是靠外在的化妆品，而是把身体内在调理好，有节制地吃、有准备地吃、有选择地吃。在漫长的炎热夏季里，我们的肌肤饱受酷暑、强紫外线等各种煎熬，与其花大价钱护肤，何不试试用简单美味粥，慢慢煲来，细细品尝，既养颜又涤荡身心，或许会收到意想不到的效果。如此看来，这粥还真是美味又滋补的贴心食品。

女性乃阴柔之体，以血为本，故最易损伤体内阴血津液，导致肌肤干燥，面色无华，因而此时女性饮食当以滋阴生津、补益精血为主。美容药粥作为"口服化妆品"，老少皆宜，制作方便，且效果颇佳，深受女士们的青睐。

粥乃食中第一品，以其无穷的魅力吸引着人们。如今，粥成为美容养生的时尚新宠，与其说它"新"，倒不如说被人们重新发掘。早在数千年来，它的妙效就已经被人们所运用，《周书》中早有"黄帝始烹谷为粥"的记载。现今的粥在继承传统的基础上又有所改进，不但更加美味，而且品种越来越丰富。

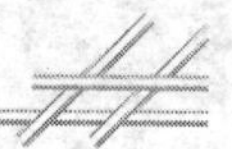

如此佳品怎能被时尚爱美的人们所错过呢！

女性美容粥

【出　处】 民间验方。

【组　成】 白米 100 克，鸡汤 1 200 毫升，川芎 3 克，当归 10 克，黄芪 5 克，红花 2 克。

【制　作】 将米淘洗干净，用清水浸泡；当归、川芎、黄芪切成薄片，与红花一起装入小布袋中。将米及装药小布袋一起放入煮粥的锅内，加鸡汤、适量水，大火煮沸，小火煮稠，捞出布袋即成。

【服　法】 每日 1～2 次，趁温热时服用。

【功　效】 滋阴益精，美容护肤，悦颜色。

【主　治】 肌肤无华，羸弱多病及日常调养。

【按　语】 本粥为经验方，为确有美容效果的膳食。本粥中加入补气、补血、活血的中药（以古方四物汤为基础），对改善机体的功能、增加女性面部皮肤滋润、细嫩，以及预防和治疗影响容貌美的疾病都有好处。

核桃松仁粟米羹

【出　处】 民间验方。

【原　料】 核桃 10 克，松子仁、粟米各 100 克。

【制　作】 将核桃、松子仁、粟米洗净，加水熬成稀粥。

【服　法】 日服 1 剂，分数次食用。

【功　效】 美容美发润肤，丰胸保健。

【主　治】 血虚所致的面色苍白者，并可消除皮肤黑斑与黑眼圈。

【按　语】 核桃和松子仁都是亚麻酸的上好出处，这正是最近风行的健胸保健成分，有刺激雌激素合成的功能。

何首乌粥

【出　处】《粥谱》

【组　成】 制何首乌25克，粳米100克。

【制　作】 先将何首乌用砂罐加水煎去渣取汁代水，后入粳米煮粥即可。

【服　法】 每日1～2次，或隔1～2天食1次。

【功　效】 补肝益肾，养血祛风。

【主　治】 肝肾阴虚，头发早白，头发稀疏，血虚头晕，腰膝痿软无力，慢性肝炎，肠风下血。

【按　语】 大便溏泄及有湿痰者忌食。

黑米粥

【出　处】 民间验方。

【原　料】 黑米200克。

【制　作】 取黑米加水，文火熬粥。

【服　法】 每日1剂，早晚食用。

【功　效】 补肾健脾，滋阴养血，益肝明目。

【主　治】 肝肾气血不足所致的头晕、耳鸣、视物不清，面容憔悴者。

【按　语】 常服效佳。

治粉刺粥

【出　处】 民间验方。

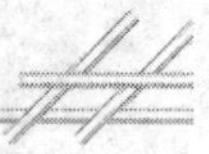

【原　料】 益母草50克，苏木、桃仁各9克，黑豆50克，黑米100克，红糖少许。

【制　作】 先将益母草、苏木、桃仁洗净切碎，加水适量，煎30分钟，去渣取汁，再将药汁与黑豆加水适量煮沸后，然后放入粳米和水煮粥，粥烂时，加入红糖调匀即可。

【服　法】 早、中、晚各服1小碗，隔日1剂。

【功　效】 补肾健脾，活血祛瘀。

【主　治】 粉刺，面容憔悴者。

【按　语】 我国古时向来认为吃豆有益，多数书上会介绍黑豆可以让人头发变黑，其实黑豆也可以生血。黑豆的吃法随个人喜好，如果是在产后，建议用黑豆煮乌鸡。

活血养颜粥

【出　处】 民间验方。

【原　料】 益母草30克，鸡蛋2枚，桑寄生30克，黑米100克，冰糖25克。

【制　作】 先将益母草、桑寄生洗净，切碎，加水适量，煎30分钟，去渣取汁，再将药汁代水，入粳米和水煮粥，粥糜时，打入鸡蛋，加入冰糖，煲至冰糖溶化即成。

【服　法】 早、中、晚各服1小碗，隔日1剂。

【功　效】 补肝养血。

【主　治】 适用于粉刺，面容憔悴者。

【按　语】 妇女宜在经前、经后饮用，效果更佳，也可用鹌鹑蛋代替鸡蛋，效果相同。

猪肝绿豆粥

【出　处】 民间验方。

【原　料】 绿豆 50 克，猪肝、粳米各 100 克，

【制　作】 绿豆、粳米同置粥锅内，加水 1 000 毫升熬成粥，然后放入成片猪肝，煮至肝熟即成。

【服　法】 每日 1 剂，早晚食用。

【功　效】 清热、补肝、养血、明目、润肤。

【主　治】 适用于高血压所致面色萎黄，视力减退等症。

【按　语】 经常食用。

甜浆粥

【出　处】《本草纲目拾遗》

【原　料】 豆浆 1 000 毫升，粳米 100 克，白糖少许。

【制　作】 以豆浆代水，入米煮粥，粥成后加白糖即成，

【服　法】 早晚餐温热服食。

【功　效】 补虚润燥，清肺化痰。

【主　治】 面色无华，多有皱纹，产后便秘，童子痨咳嗽痰多，形体羸瘦，口干，脚气，病后体虚及日常粥养。

【按　语】 豆浆宜取新鲜者，最好随制随用，勿用隔夜的。大豆有宽中益气，利大肠，润泽肌肤的功用，本粥除起润肤的作用外，对体虚久咳、便秘等症亦有良效。

脊肉粥

【出　处】 民间验方。

【原　料】 猪脊肉 100 克，粳米 100 克，食盐、香油、胡椒

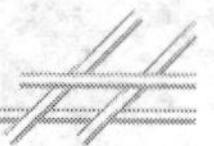

粉各少许。

【制　作】 先将猪脊肉洗净，切成小块，放锅内用香油炒一下，然后加入粳米煮粥，待粥将烂熟时，加入食盐、胡椒粉调味，再煮沸即成。

【服　法】 每日1剂，早晚空腹食用。

【功　效】 补中益气，滋养脏腑，防皱除皱。

【主　治】 可用于体质虚弱，面色不佳，消瘦，营养不良，脾胃虚寒及气血不足者。

【按　语】 里脊肉为猪肉中最精瘦细嫩部分，它含有大量皮肤营养物质，如优质蛋白质高达17%，并含有美容作用的各种维生素及无机成分。里脊肉煮粥，其味鲜美，其效确切。猪肉补肾液，充胃汁，滋肝阴，润肌肤，利二便，止消渴。含有丰富的维生素C、维生素B_1、维生素B_2等多种具有美容作用的营养成分。它能健脾养胃，补气补血，从而达到润肤美容的效果。本粥尤其适用于体质虚弱，面黄肌瘦，皱纹早生者。本粥源自《养生食鉴》。又有猪脊肉粥，用猪脊肉100克，普通大米(可用粳米代替)100克，榨菜(可用川椒代替)、葱粒。食盐、香油、生粉各少许。制作方法：①将猪脊肉洗净，切片，用食盐、生粉腌好后，再用油烹炒一下。②将大米放入开水锅中煮开后，放入猪脊肉、榨菜等，煮至粥成，调味供食用。

苦瓜肉糜粥

【出　处】 民间验方。

【原　料】 粳米100克，苦瓜50克，肉糜25克，马蹄丁20克，食盐适量。

【制　作】 苦瓜切成两瓣，挖空中间絮状组织，切成3厘米宽备用。然后往肉糜中加入马蹄丁、苦瓜块、粳米煮粥，煮粥临熟时加入盐调味，再煮沸即成。

【功　效】补中益气，滋养脏腑，降糖消脂，防皱除皱。

【主　治】面色不佳，消瘦，营养不良，体质虚弱及气血不足者。

【服　法】每日1剂，早晚空腹食用。

【按　语】苦瓜性味苦寒，清热祛暑，凉血解毒，养肝明目，其维生素C的含量十分丰富，是丝瓜、菜瓜、甜瓜的10～20倍。除此以外苦瓜还能提高机体的免疫功能，可改善痤疮、皮肤炎症，是夏季美容药膳。

三仁美容粥

【出　处】民间验方。

【原　料】桃仁、甜杏仁、白果仁各10克，鸡蛋1个，冰糖10克，粳米50克。

【制　作】将三仁研成细末。粳米淘洗干净，放砂锅内，加三仁中药细末，适量水，旺火煮沸，打入鸡蛋，改用文火煨粥，粥成时加入冰糖调匀即成。

【服　法】每日1剂，早餐食用，20剂为1个疗程，间隔5日后可接着用下1个疗程。

【功　效】活血化瘀，润肠通便，护肤美肤

【主　治】常服此粥能减少色素斑，延缓皮肤衰老。

【按　语】甜杏仁性平，味甘，能润肠通便。因此，对于体弱之人、慢性便秘者，食之最宜。

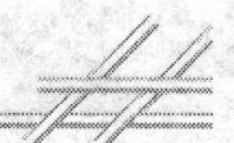

虾仁归芪粥

【出　处】《中国驻颜全书》

【组　成】虾仁10克，当归15克，黄芪30克，桔梗6克，粳米50克。

【制　作】将当归、黄芪、桔梗布包，先煎煮20分钟，再入虾仁、粳米熬制成粥即可。

【服　法】顿食，每日1次。

【功　效】流畅气血，调补阴阳，健胸丰乳。

【主　治】面色不佳，消瘦，营养不良，体质虚弱及气血不足者。

【按　语】本方适用于气血虚弱所致之乳房干瘪，无青春活力。方用当归、黄芪补气活血，养血升阳；虾仁、粳米调补阴阳，养胃益气；以桔梗为使，升提肺气，引药力聚于胸中。诸药合用，有流畅气血，调补阴阳的作用，久用可健胸丰乳，增青春魅力。当归既能补血调经，为妇科常用药，又能润燥滑肠，亦适宜大便秘结之人。可用当归15克，生何首乌15克，煎水服用，可养血润肠，尤其对血虚肠燥便秘者最为适宜。

菊花粥

【出　处】民间验方。

【原　料】菊花10～15克，粳米100克，白糖少许。

【制　作】将菊花去蒂，晒干，研成细粉。粳米加水熬粥，待粥将成时调入菊花末，再煮一两分钟即可。粥成后加白糖即可。

【服　法】早晚餐温热取食。

【功　效】 补虚润燥，清热解毒，久服美容颜体，抗老防衰。

【主　治】 产后体虚及日常粥养。

【按　语】 菊花为菊科多年生草本植物的头状花序，含有生物苷、氨基酸、胆碱、水苏碱和维生素等物质。菊花气味清香，凉爽舒适，以粳米为粥，借米谷之性而助药力，久服美容颜体，抗老防衰。我国古代爱国诗人屈原有“朝饮木兰之坠露兮，夕餐秋菊之落英”的诗句，菊花中含有香精油、菊花素、腺嘌呤、氨基酸和维生素等物质，可抑制皮肤黑色素形成及活化表皮细胞的作用，有很好的美容护肤作用，也称其为延年益寿之花。将新鲜粳米 100 克熬粥，待粥将熟时放入菊花 5～10 克，再用文火煮 5 分钟左右即可。粥色鲜亮微黄，气味清香。菊花还具有散风热、清肝明目，解毒等功用，经常服用还可防治风热感冒，头痛眩晕，目赤肿痛等病，对高血压患者还有降血压的效果。

菜花粥

【出　处】 民间验方。

【原　料】 鲜菜花 50 克，粳米 50～100 克，红糖、植物油各适量。

【制　作】 将鲜菜花、粳米、红糖，加水文火煮粥，待粥稠时，加入植物油，表面见油为度。

【服　法】 早晚餐温热服食。

【功　效】 活血美容，润肠通便。

【主　治】 产后体虚及日常粥养。

【按　语】 菜花粥气味清香爽口，菜花为十字花科的花，

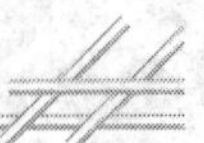

含有多种维生素、胡萝卜素及钙、磷、铁等无机盐，对增强肝脏解毒能力，促进生长发育，细腻肌肤有一定的功能。鲜花以其艳丽、香味、娇容及无穷的魅力吸引着人们。许多鲜花中含有各种生物苷、植物激素、花青素、酯类、维生素和微量元素等，可抑制某些引起皮肤老化的酶类，增强皮肤细胞的活力，并可调节神经，促进人体新陈代谢，有较佳的护肤养颜的美容作用。因而，食用鲜花逐渐成为一种新的饮食潮流和饮品时尚。

桃花粥

【出　处】 民间验方。

【原　料】 桃花 2～5 克，粳米 100 克，红糖 30 克。

【制　作】 将桃花置于砂锅之中，用水浸泡 30 分钟，加入淘洗干净的粳米文火煨粥，粥成时加入红糖，拌匀即可。

【服　法】 早晚餐温热服食。

【功　效】 美容，补虚润燥，清热解毒，久服美容颜体，抗老防衰。

【主　治】 治疗血瘀病症，产后体虚及日常粥养。

【按　语】 桃花味甘，性微温。不宜久服，月经期间应暂停。古人有“人面桃花相映红”的说法，现代研究证明，桃花含有山柰酚、香豆精、维生素 A、B 族维生素、维生素 C 等，这些物质能扩张血管，疏通脉络，润泽肌肤，使促进人体衰老的脂褐素加快排泄，可预防和消除雀斑、黄褐斑及老年斑。待粥将熟时放入桃花，看着美丽的花朵在雪白的米粥中翻滚，真有一种“花不醉人，人自醉”的感觉。经常服用此粥还可治疗女性因肝气不疏，血气不畅所导致的面色晦暗，皮肤干燥无华等现象。也可将桃花鲜品捣烂敷面，久而久之可令颜面皮肤润泽光洁，富有弹性，令人的脸面洁白如玉。

茉莉花粥

【出　处】 民间验方。

【原　料】 新鲜粳米 100 克，干茉莉花 3～5 克。

【制　作】 用新鲜粳米煮粥，待粥将好时，放入干茉莉花，再煮 5～10 分钟即可。

【服　法】 顿食，每日 1 次。

【功　效】 流畅气血，调补阴阳，健胸丰乳。

【主　治】 面色不佳，消瘦，营养不良，体质虚弱及气血不足者。

【按　语】 茉莉花含有多种有机物和维生素，以及糖和淀粉等有益于人体的营养元素，是十分理想的美容佳品。每年 7～8 月，将尚未完全开放的茉莉花采集后经脱水处理制成干茉莉花，既可泡茶，又可熬粥。茉莉花粥味甜清香，十分爽口，茉莉花的香气可上透头顶，下去小腹，解除胸中一切陈腐之气，不但令人神清气爽，还可调理干燥皮肤，具有美肌艳容，健身提神，防老抗衰的功效。

番薯龙眼肉粥

【出　处】 民间验方。

【组　成】 番薯 100 克，龙眼肉 15 克，粳米 150 克。

【制　作】 取番薯洗净，切块，与龙眼肉、粳米加适量水同煮成粥。

【服　法】 作早晚餐食用。

【功　效】 健脾胃，和气血，美容养颜。

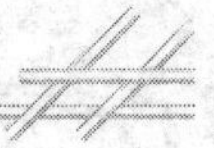

【主　治】 粉刺和黑斑。

【按　语】 番薯可“补中、和血、肥五脏”。中医学认为，脾胃为气血生化之源，能将水谷化生为气血，滋养荣润面部肌肤，使人容光焕发。本粥据其健脾胃，和气血之功，以达到润肤悦色之效果。

黄精粥

【出　处】 民间验方。

【组　成】 黄精 20 克，粳米 100 克，陈皮 3 克，冰糖 20 克。

【制　作】 黄精用纱布包好，加入适量水在锅中煮 10 分钟，再下粳米、陈皮、冰糖，同煮成粥，捡出药包即可。

【服　法】 作早晚餐食用。

【功　效】 清暑宁神，美容养颜。

【主　治】 粉刺和黑斑。

【按　语】 黄精味甘厚腻。“宽中益气，使五脏调良，肌肉充盛，骨髓坚强.多年不老，颜色鲜明，发白返黑，齿落更生”。本粥补益作用较强，身形虚瘦的人极宜常用。

胡萝卜粥

【出　处】 民间验方。

【组　成】 胡萝卜 100 克，粳米 100 克。

【制　作】 取胡萝卜洗净，切小丁，与粳米 100 克加水同煮成粥即可。

【服　法】 早晚空腹食用。

【功　效】 美容养颜。

【主　治】 面部皮肤干燥、老化，减少头屑，生发。

【按　语】 现代医学研究证实，胡萝卜营养丰富，除含维生素 B_1、维生素 B_2 外，还含有胡萝卜素，可在人体内转化成维生素 A，能润滑皮肤，防止皮肤老化。常食能减少头屑，而且可生发。该粥对防止面部皮肤干燥、老化较为有效，也适宜于老年人食欲不振或消化不良等症。

枣仁龙眼粥

【出　处】 民间验方。

【组　成】 酸枣仁 15 克，龙眼肉 15 克，粳米 50 克，红糖少许。

【制　作】 将酸枣仁布包，与龙眼肉、粳米一同入锅，加适量水煮成粥，食时加红糖并调匀即可。

【服　法】 作晚餐服用。

【功　效】 美容养颜。

【主　治】 面部皮肤干燥、老化，减少头屑，生发。

【按　语】 二药相配为粥，长期食用可使人容颜减皱，肌肤光滑，并对思虑过度、劳伤心脾、暗耗明血所致的面容萎黄失泽及心悸怔忡，健忘失眠亦适宜。老年人常食，有利于健康长寿。

燕麦粥

【出　处】 民间验方。

【组　成】 燕麦 100 克。

【制　作】 燕麦加适量水煮成粥即可。并可与粳米 100 克同煮成粥。

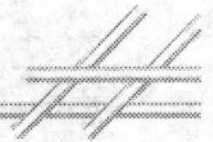

【服　法】 可供早晚餐食用。

【功　效】 美容养颜。

【主　治】 面部皮肤干燥、老化,减少头屑,生发。

【按　语】 燕麦又叫莜麦、裸燕麦,性味甘平,是一种高蛋白粮食品种,其补虚健脾营养价值很高。常食此粥,对保持皮肤弹性和抑制老年斑形成有显著效果。

糯米红枣小麦粥

【出　处】 民间验方。

【原　料】 糯米100克,红枣10个,小麦20克,白芍15克,蜂蜜2匙。

【制　作】 将小麦与白芍加水煮半小时去渣,将其汁入锅中,再加糯米及红枣后,放适量的水煮3小时,加入蜂蜜即可。

【服　法】 每日1剂,早晚食用。

【功　效】 疏肝缓急,柔肝健脾。

【主　治】 面色无华。对妇女脏躁,脾气暴躁,郁伤喜哭,汗多烦热亦有良好的辅助治疗作用。

【按　语】 经常食用可令人更温柔可人。

龙眼双豆粥

【出　处】 民间验方。

【原　料】 龙眼肉50克,豌豆10克,花生仁30克,刀豆50克,糯米200克,红糖适量。

【制　作】 将糯米洗净,与龙眼肉、豌豆、花生仁、刀豆同放锅中,加水煮4小时,再加红糖即可。

【服　法】 每日1剂,早晚食用。

【功　效】 养血安神、温脾暖胃,

【主　治】 面色无华。亦适用于头昏眼花、视物不清、面色苍白、失眠梦多、性欲低下者。

【按　语】 经常食用会浓眉大眼,促进面色红润及眼睛有神。花生养血补脾、润肺化痰、补肾和胃。

花生芝麻养血粥

【出　处】 民间验方。

【原　料】 糯米200克,花生仁100克,黑芝麻50克,蜂蜜适量。

【制　作】 将花生仁和黑芝麻用搅拌机捣成泥,与糯米一起加水煮4小时,放入蜂蜜即可。

【服　法】 每日1剂,早晚食用。

【功　效】 养血生发,润肤还颜。

【主　治】 面色无华及脱发,白发,肌肤粗糙,面无血色,亦适用于贫血、血小板减少。

【按　语】 多吃能使人皮肤色泽好且头发光亮。

豆腐缠丝粥

【出　处】 民间验方。

【原　料】 糯米200克,豆腐100克,粉丝50克,食盐、味精各适量。

【制　作】 将豆腐切成小丁,入锅微炸黄捞出,与粉丝、糯米一起加水煮3小时,撒上食盐及味精即可。

【服　法】 每日1剂,早晚食用。

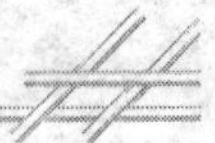

【功 效】 滋阴养液,嫩肤除皱,

【主 治】 毛孔大性肌肤、干性肌肤等,以及适用于燥热引起的口干舌燥,大便秘结,心烦不寐。

【按 语】 常吃会使皮肤润泽且精神饱满。

五、瘦身减肥粥

当人体进食的热能超过消耗量时,过多的热能便以脂肪的形式储存体内,使体重增加。肥胖病或单纯性肥胖是指体内脂肪积聚过多,而造成的营养障碍性疾病,又有“肥人”“脂人”“肥满”之称,多从痰湿论治。减肥粥的优点:①既可减肥,又可强身健体、养颜美容,更可同时治疗体内的疾病。②含有珍贵的药效成分。有些食物即使有药效和营养,却不能被身体吸收,药粥的特征之一就是能被身体百分之百吸收的粥品。③容易消化吸收。即使暴饮暴食而胃肠不好的时候也可以食用。这时候粥就变成了胃肠药粥。④有助于减少热能的吸收。有人说减肥时会因为空腹感而脾气暴躁、情绪不稳定,但药粥可以让人有饱胀感,因此可以轻松愉快的瘦下来。⑤做法简易,又不用花太多的金钱。⑥免受挨饿之苦,无论早上、午间、晚上,任何时间都可食用,更可成为你的夜消或点心,而且不限量。但最好不要吃到肚子太撑,不管吃什么,七分饱是养生之道。

平日里,吃香喝辣使得肠胃饱受伤害,于是健康就浪费在方寸的餐桌上。女人的名字是温柔,在每天食谱上,和着各式各样的香粥往往会令人想到女性的温柔,让人回味无穷,百吃不厌。其实,粥品对女性来说还是调养美容的良方,常食之会更温柔靓丽。何不来碗粥,既开胃,又减肥,还能保住健康。一般减肥粥包括的原料有:高粱、赤小豆、薏苡仁、番薯、鲤鱼、

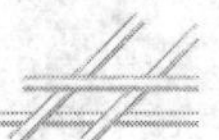

茶叶、酸枣、菱角、山楂、松子仁、黄瓜、冬瓜、莲子等。下面我们就向大家介绍10余种实用瘦身粥。

用药粥调理可选用以下粥方。

黄豆芝麻粥

【出　处】 民间验方。

【原　料】 黄豆(浸洗泡水中半天)100克,芝麻炒黄研粉(可买现成的芝麻粉)20克。

【制　作】 先用黄豆煮粥,可加高汤(罐装亦可),粥沸后再加入芝麻粉、食盐调味即可。

【服　法】 每日1剂,早晚食用。

【功　效】 美颜瘦身。

【主　治】 肥胖症,面色无华。

【按　语】 黄豆含蛋白质35%、脂肪20%,是含多种维生素及无机盐的碱性食物。黄豆的脂肪有降低胆固醇作用,对动脉硬化、高血压也很有效。芝麻又称胡麻,《神农本草经》云:“补五脏、益气力、长肌肉、填髓脑、久服轻身不老。”不仅如此,古代文献中还有不少关于芝麻能强壮抗老传说。据《本草纲目》记载:“刘、阮入天台,遇仙女,食胡麻饮。亦以胡麻同米作饭,为仙家食品矣。”晋朝葛洪《神仙传》载:“鲁女生服胡麻饵术,绝谷八十余年,甚少壮,日行三百里。”还说“服食胡麻,服至百日,能除一切痼疾,一年身面光泽不饥,二年白发返黑,三年齿落更生。”所有这些虽不足信,但与“久服轻身”“补衰老”的意义是相通的。具有补肝肾、润五脏、滋润皮肤,使人面色红润光泽、降血脂、血糖、延年益寿等功效。原称“美颜瘦身粥”。

陈茗粥

【出　处】《食疗本草》

【组　成】陈茶叶 10 克,粳米 100 克。

【制　作】先将陈茶叶加水用砂锅煎取汤汁,去渣后加入粳米煮粥即可。

【服　法】每日 2～3 次,空腹温食。

【功　效】去脂减肥,化痰,清头目,除烦渴,消食利尿。

【主　治】肥胖症,面色无华。亦治头昏,多睡善寐,饮食停滞,痢疾,泄泻,痰滞。

【按　语】失眠者忌食。

生姜红枣粥

【出　处】民间验方。

【原　料】生姜 8 克,红枣 2 枚,米 100 克,高汤、食盐、麻油各适量。

【制　作】生姜切薄片或细料,红枣去核,与米、高汤共同煮粥,加食盐、麻油调味即可。

【服　法】每日 1 剂,早晚食用。

【功　效】去脂减肥。

【主　治】肥胖症,面色无华。亦治头痛鼻塞、慢性气管炎、易患感冒、肥胖、脾胃虚寒、胃痛等症。

【按　语】风寒感冒时,去红枣改用葱白 2 段。中医学常把食物分为阴阳两性,生姜是属于阳性食物,“体重的增减”在很大程度上取决于所吃食品,是阴性还是阳性。阴性食品增加能量输入,阳性食品增加能量输出。西医所谓的“基础代

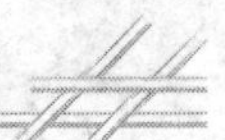

谢率”是指当身体完全处于休息状态时的能量支出。吸收阳性食物能增加基础代谢率，因此人在休息的时候，便能排除额外的能量，这也就是有很多人吃得很多，但仍能保持苗条的原因。所以，减肥者如能适当地进食阳物食物，定能事半功倍。热证忌服。

冬瓜荷叶粥

【出　处】 经验方。

【组　成】 冬瓜250克，新鲜荷叶半张，粳米100克。

【制　作】 将冬瓜、荷叶均切片，同入锅加水煮汤，取汁代水，加入粳米熬成粥即可。

【服　法】 每日1次，温服。

【功　效】 消肥美形。

【主　治】 肥胖症。

【按　语】 一方无荷叶，加粳米煮粥食；一方无冬瓜，加粳米煮粥食用无效。若将其置入冰箱冷藏，作为夏令清凉饮料则更佳。

瘦身扁豆薏米粥

【出　处】 经验方。

【组　成】 决明子15克，桑椹15克，焦山楂25克，丹参30克，扁豆30克，薏苡仁100克，粳米100克。

【制　作】 将决明子、桑椹、焦山楂、丹参加水煎取汁代水，再下扁豆、薏苡仁、粳米熬成粥即可。

【服　法】 每日1次，温服。

【功　效】 消肥美形。

【主　治】 肥胖症。

【按　语】 桑椹能滋液润肠，适宜体虚之人肠燥便秘，也适宜慢性血虚便秘者服食。亦可用新鲜黑桑椹挤汁，每次服15毫升，每日2次。或用鲜桑椹2 000克，绞汁，白糖500克，将白糖放入铝锅内，加水少许，小火煎熬，待糖溶化后加入桑椹汁，一同熬成桑椹膏。每日2次，每次15克，沸水化服，连服1周。

玉米燕麦粥

【出　处】 经验方。

【组　成】 玉米面50克，燕麦片50克，粳米100克。

【制　作】 将玉米面、燕麦片、粳米同入锅加水煮沸后改文火熬至粥稠。

【服　法】 每日1次，温服。

【功　效】 降低脂肪。

【主　治】 肥胖症。

减肥粥

【出　处】 经验方。

【组　成】 荷叶1张，生山楂15克，橘皮15克，薏苡仁15克，粳米100克。

【制　作】 将荷叶、生山楂、橘皮、薏苡仁加水煎取药汁，再加粳米熬成稀粥即成。

【服　法】 每日1次，温服，连服100日。

【功　效】 消肥美形。

【主　治】 脾虚不运型肥胖症。

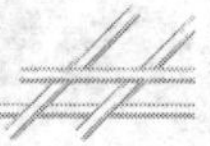

【按　语】 一方单用荷叶、山楂或加大米煮粥。

麦片牛奶粥

【出　处】 经验方。

【组　成】 燕麦片 50 克，牛奶 250 毫升，粳米 100 克。

【制　作】 将燕麦片、粳米同入锅中，加水煮沸后改文火熬至粥稠，加牛奶即可。

【服　法】 每日 1 次，温服，连服 100 日。

【功　效】 降脂减肥。

【主　治】 肥胖症，亦可用于健康者日常保健。

【按　语】 牛奶性平，味甘，能补虚润肠，故凡体质虚弱，或病后产后，或年老之人便秘者，皆宜食之。《滇南本草》曾说，牛奶“利大肠”，《本草纲目》也认为牛奶“润大肠，老人煮粥甚宜”。

海带散结粥

【出　处】 民间验方。

【组　成】 糯米 200 克，水发海带 100 克，橘子皮 10 克、胡椒粉、食盐、味精各少许。

【制　作】 将海带剁细成蓉入糯米加水同煮 3 小时，将橘子皮切细，入锅中再煮 1 小时，撒上胡椒粉、味精、食盐即可。

【服　法】 早晚空腹食用。

【功　效】 降脂减肥。

【主　治】 肥胖症，亦可用于健康者日常保健。

【按　语】 此粥边吃边瘦，能降脂轻身，对子宫肌瘤、乳腺纤维瘤、卵巢囊肿及乳腺癌早中期，高血脂、高血压、肥胖症等亦有很好的疗效，常吃身轻体健精神好。

冬瓜还颜粥

【出　处】 民间验方。

【原　料】 冬瓜 500 克，糯米 200 克，猪五花肉 50 克，食盐、味精各少许。

【制　作】 将冬瓜去皮及籽后切小丁；五花肉切细末，与糯米一同加水煮至稀烂，撒上食盐及味精即可。

【服　法】 每日 1 剂，早晚食用。

【功　效】 降脂减肥，嫩细肌肤，利水化痰。

【主　治】 肥胖症，亦可用于健康者日常保健。

【按　语】 经常食用可化解痰热咳嗽，痰多色黄，小便不利，颜面水肿，以及肌肤毛孔粗大，色素沉着，粗糙多油等症，使面部皮肤细嫩光滑。